高齢者リハビリテーション栄養

若林 秀隆　*Hidetaka Wakabayashi*

横浜市立大学附属市民総合医療
センターリハビリテーション科助教

著者のことば

　藤沼先生からのインタビューの中で、「はじめに」があるともうだめ（笑）という藤沼先生の言葉がありますので、これは「はじめに」ではありません、念のため（笑）。

　高齢者では「リハビリテーションなくして総合診療なし」だと私は考えます。もちろん「総合診療なくしてリハビリテーションなし」でもあります。リハビリテーションと総合診療は、共通点が少なからずあって本当は親和性が高いにもかかわらず、なぜか遠い関係のまま今に至っています。そして、リハビリテーションと栄養、総合診療と栄養もなぜか遠い関係のままでした。これらの関係改善に役立つ書籍にしたいという思いで執筆しました。リハビリテーション栄養の視点を身につけると、診療が変わります。

　総合医はこの本でリハビリテーションと栄養の基本的な知識を身につけていただければ、後は必要な時にPT、OT、ST、管理栄養士などと連携できる関係を作れば十分だと私は考えます。連携できるPT、OT、ST、管理栄養士が身近にいない場合には、「日本リハビリテーション栄養研究会」（https://sites.google.com/site/rehabnutrition/）への入会をお勧めします。2013年12月時点の会員数は約3000人で、PT、管理栄養士、STの順に会員が多い研究会です。これらの職種との連携をとりやすく、しかも入会費・年会費無料です。ぜひ多くの方に入会していただければと思います。よろしくお願い申し上げます。

2013年　12月
横浜市立大学附属市民総合医療センターリハビリテーション科助教
若林　秀隆

contents

高齢者リハビリテーション栄養

序：リハビリテーションなくして総合診療なし ･････････････ 1

第Ⅰ章　総論 ･･ 13

Ⅰ-1. 総合診療医のための高齢者リハビリテーション ････････ 13
- □クリニカルパール ････････････････････････････････ 14
- □リハビリテーションとは ････････････････････････････ 14
- □高齢社会とリハビリテーション ････････････････････････ 16
- □家庭医に必要なリハビリテーションの知識と技能 ･･････････ 18
- □文献 ･･･ 20

Ⅰ-2. ICF と CGA ･････････････････････････････････････ 21
- □クリニカルパール ････････････････････････････････ 22
- □ICF ･･･ 22
- □CGA ･･･ 26
- □虚弱 ･･･ 30
- □ロコモティブシンドローム ･･････････････････････････ 32
- □文献 ･･･ 36

Ⅰ-3. ADL と QOL ････････････････････････････････････ 37
- □クリニカルパール ････････････････････････････････ 38
- □ADL ･･･ 38
- □BADL ･･･ 40
- □IADL ･･ 42
- □AADL ･･･ 43
- □QOL・生き甲斐 ･････････････････････････････････ 46
- □文献 ･･･ 48

Ⅰ 4. SMART なゴール設定 ･･････････････････････････････ 49
- □クリニカルパール ････････････････････････････････ 50
- □リハとゴール設定 ････････････････････････････････ 50
- □SMART なゴール ････････････････････････････････ 51
- □ゴール設定の実際 ････････････････････････････････ 52
- □文献 ･･･ 53
- □コラム　ブレイン・マシン・インターフェース ･･････････ 54

iii

contents

Ⅰ-5. 高齢者のリハビリテーション栄養 ･･････････････････････ 55
- □クリニカルパール･･･56
- □リハビリテーション栄養･････････････････････････････････････56
- □低栄養の評価と病態･･･58
- □摂食・嚥下障害の評価･･････････････････････････････････････61
- □運動によるエネルギー消費量･････････････････････････････････65
- □サルコペニア･･･67
- □サルコペニアの対応･･･････････････････････････････････････68
- □文献･･70

第Ⅱ章　ケースで学ぶ高齢者リハビリテーション ･･････････ 13

Ⅱ-1. 脳卒中
CKDに対して蛋白質制限を行わなかった脳卒中のケース ･･････ 71
- □クリニカルパール･･72
- □Case ･･･72
- □CGA（Dr.SUPERMAN）･････････････････････････････････････73
- □ICF ･･75
- □リハ栄養評価･･･75
- □SMARTなゴール設定 ･･････････････････････････････････････76
- □経過･･･77
- □文献･･79
- □コラム　HAL ･･･54

Ⅱ-2. 老年症候群
老年症候群が進行し大腿骨近位部骨折を受傷したケース･･･････ 81
- □クリニカルパール･･82
- □Case ･･･82
- □CGA（Dr.SUPERMAN）･････････････････････････････････････83
- □ICF ･･･85
- □FRAIL scale ･･･85
- □ロコモティブシンドローム･･･････････････････････････････････85
- □リハ栄養評価･･･86
- □SMARTなゴール設定 ･･････････････････････････････････････87
- □経過･･･87
- □文献･･89

contents

II-3. 大腿骨近位部骨折
大腿骨近位部骨折受傷から回復したケース ・・・・・・・・・・・・・・・・・ 91
- クリニカルパール ・・・・・・・・・・・・・・・・・・・・・・・・・・・・・・・・・・ 92
- Case ・・ 92
- CGA（Dr.SUPERMAN）・・・・・・・・・・・・・・・・・・・・・・・・・・・ 93
- ICF ・・・ 95
- リハ栄養評価 ・・・・・・・・・・・・・・・・・・・・・・・・・・・・・・・・・・・・・ 95
- SMARTなゴール設定 ・・・・・・・・・・・・・・・・・・・・・・・・・・・・ 97
- 経過 ・・・ 97
- 文献 ・・・ 99

II-4. 認知症
軽度認知機能障害〜初期認知症の外来ケース ・・・・・・・・・・・・・・・ 101
- クリニカルパール ・・・・・・・・・・・・・・・・・・・・・・・・・・・・・・・・・ 102
- Case ・・・ 102
- CGA（Dr.SUPERMAN）・・・・・・・・・・・・・・・・・・・・・・・・・ 103
- ICF ・・ 105
- FRAIL scale ・・・・・・・・・・・・・・・・・・・・・・・・・・・・・・・・・・・ 105
- ロコモティブシンドローム ・・・・・・・・・・・・・・・・・・・・・・・・・ 105
- 認知機能検査 ・・・・・・・・・・・・・・・・・・・・・・・・・・・・・・・・・・・・ 106
- リハ栄養評価 ・・・・・・・・・・・・・・・・・・・・・・・・・・・・・・・・・・・・ 106
- SMARTなゴール設定 ・・・・・・・・・・・・・・・・・・・・・・・・・・・ 107
- 経過 ・・ 108
- 文献 ・・ 110

II-5. 廃用症候群
抑うつの改善でADLが改善した廃用症候群のケース ・・・・・・・・・・ 111
- クリニカルパール ・・・・・・・・・・・・・・・・・・・・・・・・・・・・・・・・・ 112
- Case ・・・ 112
- CGA（Dr.SUPERMAN）・・・・・・・・・・・・・・・・・・・・・・・・・ 113
- ICF ・・ 115
- リハ栄養評価 ・・・・・・・・・・・・・・・・・・・・・・・・・・・・・・・・・・・・ 115
- SMARTなゴール設定 ・・・・・・・・・・・・・・・・・・・・・・・・・・・ 116
- 経過 ・・ 116
- 文献 ・・ 118

contents

Ⅱ-6. がん
がん悪液質を一時的に改善できたケース ･････････････････ 119
  □クリニカルパール ････････････････････････････････ 120
  □ Case ･･･ 120
  □ CGA（Dr.SUPERMAN） ･･････････････････････････ 121
  □ ICF ･･ 123
  □リハ栄養評価 ･････････････････････････････････････ 123
  □悪液質 ･･ 125
  □ SMART なゴール設定 ･･･････････････････････････ 126
  □経過 ･･ 126
  □文献 ･･ 128

Ⅱ-7. 誤嚥性肺炎
とりあえず安静・禁食にしなかった誤嚥性肺炎 ･･････････ 129
  □クリニカルパール ････････････････････････････････ 130
  □ Case ･･･ 130
  □ CGA（Dr.SUPERMAN） ･･････････････････････････ 131
  □ ICF ･･ 133
  □リハ栄養評価 ･････････････････････････････････････ 133
  □ SMART なゴール設定 ･･･････････････････････････ 135
  □経過 ･･ 135
  □文献 ･･ 138

索引 ･･ 139

著者略歴

若林秀隆 （わかばやし　ひでたか）

Hidetaka Wakabayashi, MD
noventurenoglory@gmail.com
横浜市立大学附属市民総合医療センター
リハビリテーション科助教
連絡先：〒 232-0024
横浜市南区浦舟町 4-57
横浜市立大学附属市民総合医療センター
リハビリテーション科　045-261-5656

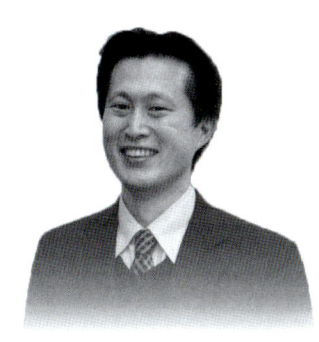

＜学歴・職歴＞
平成 7 年　　横浜市立大学医学部卒業
平成 7 年 5 月～　日本赤十字社医療センター内科研修医
平成 9 年 5 月～　横浜市立大学医学部附属病院リハビリテーション科
平成 10 年 6 月～　横浜市総合リハビリテーションセンターリハビリテーション科
平成 12 年 4 月～　横浜市立脳血管医療センターリハビリテーション科
平成 15 年 4 月～　済生会横浜市南部病院リハビリテーション科医長
平成 20 年 4 月～　横浜市立大学附属市民総合医療センターリハビリテーション科助教
平成 25 年 4 月～　東京慈恵会医科大学大学院医学研究科臨床疫学研究室入学
　　　　　　　　　（社会人大学院）

＜資格＞
日本リハビリテーション医学会：指導責任者・専門医・認定医
日本静脈経腸栄養学会：認定医
日本摂食・嚥下リハビリテーション学会：学会認定士

＜役職＞
日本リハビリテーション栄養研究会：会長
日本静脈経腸栄養学会：代議員・学術評議員・首都圏支部幹事
日本摂食・嚥下リハビリテーション学会：評議員
日本プライマリ・ケア連合学会：代議員

＜趣味＞
テニス、旅行（北海道）、読書（ドラッカー）、コーギー
ブログ：リハビリテーション栄養・サルコペニア（筋減弱症）
http://rehabnutrition.blogspot.jp/
Twitter: http://twitter.com/HideWakabayashi

Note

高齢者リハビリテーション栄養
リハビリテーションなくして総合診療なし

序:著者に聞く

インタビュア　藤沼 康樹
(「臨床高齢者医学シリーズ」編集者)

■リハビリテーションの医学教育が不足している

藤沼：高齢者のリハビリテーションの卒前教育の現状はいかがでしょうか？

若林：いまだに充実していません．リハビリテーションの講座もなかなか増えていきません．リハビリテーションをまったく教わらないで卒業する医学生もいます．

藤沼：僕の時代もそうでしたが，まだまだ神話や誤解があって，例えばリハビリテーションって限られた入院期間にゴール設定してやるものだ，高齢者には効かない，あとはセラピストがやるものだと思われていたりします．お金と人手がかかるとか．そうした間違った枠組みからは，実際に患者を診ていて，リハビリテーションの適応はどうかという発想が生まれない．その辺を本書では論じてほしいですね．神話を打破したい．

若林：PT，OT，ST がいなくてもできるリハビリテーションはあります．

藤沼：人手やお金をかけてやるのもあるし，一口にリハビリテーションといってもすごいスペクトラムがあると思うので，その辺が本書を読んで頭の中が切り替わればいいのかなと期待します．日本でも高齢者のリハビリテーションの文献はありますが，わりと「かくあるべし」というものが多い．最近はエビデンスが出てきたと思いますので，高齢者リハビリテーションの科学的根拠も交えて，卒前教育の不十分さもカバーしていただきたいのです．

若林：いま私がやっている在宅リハビリテーションでは，訓練はあまりしていません．本人の機能と住環境を評価して，この方がどうしたら家でより過ごしやすくできるか，どちらかというと補装具，福祉用具の導入や住環境整備をして終了ということが多いです．もちろん機能評価の結果，訓練による改善が期待できる場合には十分な訓練を行えるようにしますが．

藤沼：評価は大事ですね．そこは医師が関わる部分が多い．評価ツールとか，高齢者を診るときにこういう評価の視点があるのだということを示してほしいですね．

序．高齢者リハビリテーション栄養

若林：CGA（Comprehensive Geriatric Assessment：高齢者総合的機能評価）でさえ，誰でも知っているわけでもありません．

藤沼：知らない（笑）．そこはぜひお願いします．

若林：卒前のリハビリテーションの講座は減ったわけではないのですが，増えてもいません．私の出身大学の横浜市大は45年くらいの歴史があります．私が学生当時，大学に総合診療や家庭医療の講座がなかったのでリハビリテーション科に行ったようなものです．

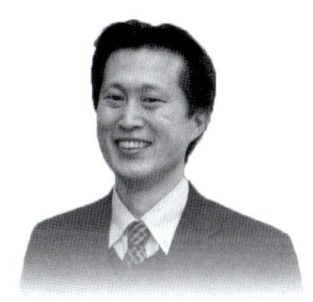

藤沼：ＩＣＦ（International Classification of Functioning, Disability and Health, 国際生活機能分類：人間の生活機能と障害の分類法）はたいへん体系的ですが，皆さん案外知らないですよ．ICFの観点からどうだというような議論はほとんどありません．どう活用するかも書いてください．

若林：そうですか．ICFは重点を置いた方がいいですね．

藤沼：その辺が医学教育で欠落してしまっています．

若林：機能障害，能力低下，社会的不利，そこまでは理解されていますか？

藤沼：意識的な人は知っています．ただ日常診療のアセスメントツールとして生かされているっていう印象はないんです．ただ，在宅医療の中でもリハビリテーションをかなり熱心に取り組んでいる在宅医療グループがありますが，そこでは流布しています．

　一般的には，高齢者はリハビリテーションの意欲がないとか言われたり，認知症はリハビリテーションは無効とか言われます．

若林：認知症に対するリハビリテーションの有効性のエビデンスレベルは高いのです．

藤沼：それは意外と知られていません．また転倒予防とか質の高い研究がたくさんありますよね．

若林：それらを盛り込むとずいぶん厚い本になってしまいますが（笑）．

藤沼：エビデンス・ベースト・リハビリテーションという章がほしいくらいです．こんな研究があるのか！というようなものを紹介していただけると嬉しい．例えば，エビデンスに基づくトピック別に，頸部骨折，認知症，転倒，脳卒中の項目別に進歩が知りたいですね．

「こつ集」みたいな本とか，イラスト満載の本は結構ありますので，本書ではそれとは一線を画してリサーチ・ベーストの記述が望まれます．

若林：脳卒中，大腿骨近位部骨折，転倒，認知症は必須ですね．あと廃用，虚弱，老年症候群，栄養ですね．

藤沼：すこし前の文献で Wells JL, et al. State of Art in Geriatric Rehabilitation (Arch Phys Med Rehabil. 2003 Jun;84(6):890-7.) というのを読みました．トピックとしては frailty（虚弱）そのものの考え方と，CGA，あと clinical topic で圧倒的に多かったのは，hip fracture, stroke, nutrition, dementia, そして depression がレビューされていて，ずいぶん進歩しているのだなと思いました．この辺も本書でとりあげてほしいですね．

本書の読者は総合医なので，若林先生からのメッセージがちりばめられているといいですね．

■本書のコンセプトは,レジデントが寝る前に30分で読める本.リファレンス・ツールでなく,著者のphilosophyが全編に通じている完全単著

若林:総合医療色の濃いリハビリテーションの本ということですね.

藤沼:脳性まひの患者も高齢化して,結構悩みますよね.

若林:脳性まひの方は重度の障害を持ちながら家で暮らしていることがよくあります.普通は食事と移動とトイレができないと一人暮らしはなかなか難しいのですが,すべてのADLが介助でも一人暮らしをしている方もいます.

藤沼:先生のところはADLの観点で全体像から判断をしていると思うのですが,その辺の評価のやり方があるといいですね.単に,できる,できないとか,援助必要とかCGAで評価できるのですが,ではどういうふうに手を打つかについてはあまり書いてありません.

若林:上衣の更衣はADLの中では優先順位が低くて,いざとなれば介助で済む話だと思っています.食事と移動とトイレの自立が要です.

藤沼:脳卒中も後遺症としての罹病期間が長くなるとリハビリテーション的な世界でなくなります.

若林:長くなると違いますね.

藤沼:家族も本人も医師もリハビリテーションという発想がない.

若林:慢性期の脳卒中に関してはリハビリテーション医にもその発想は少なくなりますね.

藤沼:慢性期の患者は非常に多いので,その視点も知りたいですね.Stroke Survivorをどうするか.

■AADLとQOLの内実が語られていない

若林：結構放置されていますね．生きているからIADL（Instrumental Activities of Daily Living：手段的日常生活活動）やAADL（Advanced Activities of Daily Living：高度日常生活活動）はいいではないかとなりがちです．AADLについてはいかがですか？

藤沼：Advanced ADLはまだマイナーですが，素晴らしい発想ですよね．世界が変わります．

若林：ADLができていればいいのではないかという発想では，QOL（Quality of Life：生活の質）は下がりはしませんが，上がりません．

藤沼：AADLはぜひ本書で詳しく展開してください．Advancedというのは，歳のわりに元気で，マラソンをしている，といったような高度機能なということで，単に外出したり，買い物に行けたりすればいいんじゃないかというのでなく，生きがいとかを意味します．

若林：例えばADLで食事や排泄ができないと，QOLは低下します．ここから食事や排泄が自立すると，QOLはもちろん改善します．でもADLが自立することによるQOLの改善と，AADLができることによるQOLの改善では意味が全く違います．

藤沼：医師は，とりあえず生きてるんだから，まあいいんじゃないかという感覚になりがちです（笑）．より充実した人生，という発想があまりない．まあ，疾患の駆逐，イコール健康っていうパラダイム内で育ってきましたから，致し方がないっていうところもあるんですけどね．

若林：QOLが大事と言われる割にはそこがないがしろにされています．

藤沼：QOLって意外に内実が語られていません．

若林：低くなければいいという発想ですね，今は．

藤沼：まあ，自宅で過ごしているんだから，それでいいんじゃないかと．

若林：私と同年代で重症の脳卒中になった方がいますが，いろんな所に旅行に行ったりfacebookをやったりしています．これもAADLですね．最近、職業復帰もしました．

序．高齢者リハビリテーション栄養

藤沼：AADLの発想があると，在宅診療での見方が変わります．バイタルサインが安定しているからOKと，単純にはいかなくなります．

若林：QOLが安定しているからOK，はいいですね（笑）．そういう診かたをしてほしい．

藤沼：QOLは本書の軸ですね．
ところでサルコペニアは，病棟でも使える有用な概念ですね．何とも言えなく弱っている患者の診断は何？と聞かれて，サルコペニアと．こういうのは今までなかったのです．

若林：これまでは全部，廃用症候群と判断していたかもしれないですね．

■高齢者医療のリハビリテーションの最近の動向を知る本

藤沼：病棟の高齢者医療のリハビリテーションの最近の動向は？

若林：急性期病院から回復期リハビリテーション病棟や在宅に早期に移すことと，低栄養やサルコペニアに対するリハビリテーション栄養ですね．

藤沼：リハビリテーション病棟は回復期リハビリテーションですね．回復期リハは基準で取るのですが，本来はどうあるべきなのでしょうか？

若林：少なくとも疾患は限定するべきではないと思います．疾患や発症からの期限で対象を限定するのではなく，数か月入院リハビリテーションをすればよくなる人は須らく行うべきだと思います．

藤沼：現在回復期リハビリテーションで働いている医師は，総合診療や家庭医療系の医師が結構進出していますよね．

若林：リハビリテーション科専門医は少ないです．若い医師も年配の医師もこれまでリハビリテーション科以外だった医師が病棟専従で始めたという方が多いです．

藤沼：先日も簡単なCGAのポイントを話したら，初めて聞いたという医師がいて感動されるのですが，感動されるのはまずいのではないか（笑）．回復期リハビリテーションで働く医師の研修会というのはありますか？

若林：回復期リハビリテーション病棟協会で病棟を担当する専任医向けの医師研修会を行っています．

藤沼：それはどんな研修会ですか？たとえば泌尿器科医が初めて回復期リハビリテーションに参入する場合は，どんなカリキュラムですか？

若林：私が講師をしたのは2日間コースで，回復期リハに必要な栄養学を担当しました．その他，回復期リハビリテーション病棟における医師の役割，廃用症候群のリハビリテーション，ニューロリハビリテーションの理論と実践，回復期リハビリテーション病棟におけるリスクマネジメントと臨床倫理，介護保険と在宅ケア，大腿骨頸部骨折と膝関節手術後の回復期リハビリテーションのポイント，リハビリテーション専任医に必要な装具療法の知識，回復期リハビリテーション病棟医に必要な皮膚疾患の知識の講義と，回復期リハビリテーション病棟におけるチームアプローチのパネルディスカッションがありました．

藤沼：座学ですね．

若林：ワークショップ的なことはまだまだできていません．

藤沼：継続的なケアに関して，リハビリテーションは根本概念になりますが，本当に勉強する機会がありませんね．私自身昨年上腕の複雑骨折をして，術後OTの方にお世話になったのですが，OTって実際にはこんなことをするのかと初めて知ったくらいです．アドバイスがすごく具体的でありがたかった．整形外科の担当医も，とても優しいドクターでしたが，診察は痛みの具合を聞くくらいで（笑），いやそうじゃなくてこうすると痛くて，こうすると腕が伸びないということを聞いてくれるのはOTでしたね．

若林：日本リハビリテーション医学会も2007年から「一般医家に役立つリハビリテーション研修会」というプライマリ・ケア医向けの研修を行っています．座学ですがやりだしました．

序．高齢者リハビリテーション栄養

藤沼：そういうことをやらないと啓発は無理ですよね．臨床研究もリハビリテーションが出してきた日本発の高齢者の研究というのにあまり出会う機会がないんです．僕が研修医のころ感動したのは，脳卒中の早期リハビリテーションの研究で，起こったその日から始めると予後が全然違うという研究でした．リハビリテーションのシステムを導入することで，こんなに違うのか！と思いました．昔は寝かしたままでしたから．

若林：昔は術後もそうでした．多くの人は急性期と回復期リハビリテーションにしか興味がありませんね．

藤沼：高齢者リハビリテーションは，本質的に退行性変化を相手にするところがありますよね．これには医療者はあまり興味をもてないっていう，ある種のAgismが昔はあったような気がします．逆に不幸にして脊髄損傷になってしまった若い方とかにはスタッフが燃えているような印象が昔はありました．ただ昨年骨折をしたとき，PTが行っているリハビリテーションの風景が昔と大分違って粘り強い雰囲気を強く感じました．OTも粘り強い．僕が弱音を吐くと，非常に励まされました（笑）．その後本当に肘が伸びましたので感謝しています．

■誤嚥性肺炎はとりあえずゼリーと座位をとる

若林：本書では紙幅の都合で疾患を絞らざるをえません．予後予測の話ばかりしてもしょうがないので，どうでしょうか？

藤沼：若い人に聞くと，本に「はじめに」があるともうだめ（笑）．まずケースがあるといい．あ，これ自分と同じケース，とか．

若林：誤嚥性肺炎などがいいですね．

藤沼：ケースとか経過があると，臨床を「見ている」感があって読みやすいようです．

若林：一般病院は誤嚥性肺炎の巣窟です．リハビリテーションの観点で総合的に診ないと絶対にだめです．こういったコモンな症例を挙げてリ

ハビリテーションの考え方を展開しましょうか？

藤沼：おそらく脳卒中ならリハビリテーション！なのです．でも「誤嚥性肺炎でどうしてリハビリテーション？」なのです．リハビリテーション・スタッフがいなくて，医師，看護師だけの施設で，この事例でリハビリテーション的な発想が必要だ，ということを教えてほしいのです．

若林：誤嚥性肺炎で入院させると，安静臥床にしてしまう医師はいまだに多いのです．でも入院したら速攻座位をとらないとあとで大変苦労します．入院してきたら，とりあえずゼリーと座位．

藤沼：クリニカル・パールですね．病棟，在宅の状況もあります．シチュエーション別に，リハビリテーション的な発想が必要なケースを挙げてみてはどうでしょうか？それ僕も読みたい（笑）．ケースだけ並べてもらってもいいですよ．そこにエビデンスを further reading として挿入する．

若林：誤嚥性肺炎は数は多いのですがエビデンスはあまりありません．ACE 阻害薬を飲むと誤嚥性肺炎が起こりにくいなどのエビデンスはありますが，目の前に誤嚥性肺炎の人がいてどう経口摂取を進めていくかというときに，そのようなエビデンスは役に立ちません．こんなことを言うと物議をかもしますが．

藤沼：このシリーズは，緩和ケアなどでも物議をかもすシリーズが予定されていますのでご安心ください（笑）．

若林：緩和ケアにはリハビリテーションはまだ十分に入っていません．やっと悪液質の早期介入の流れになってきて，癌だけでなく慢性臓器不全系（慢性心不全，慢性呼吸不全，慢性腎不全，慢性肝不全）も早期発見，早期リハビリテーションの重要性が叫ばれています．

藤沼：癌のリハビリテーションも適応がありますね．これも重要です．癌のエンドステージのケースも取り上げて，自分としてはこのようなコンサルテーションをしたという提示をしていただけるといいですね．

若林：先駆的な緩和ケア病棟は亡くなる前日までリハビリテーションを行います．

序．高齢者リハビリテーション栄養

■本書は Case-based Learning の本である

藤沼：若林先生が一つの事例を見たときに，自分としてはチームスタッフにこういうアドバイスをするという感じで書かれるといいのでは？脳卒中から end stage まで，在宅から病棟まで多彩な症例がでてくるとすごくいい．そこに further reading があって先生の文献を読んでくれる（笑）．

　読者がリハビリテーションという言葉を脳裏にかすめるだけでもすごいと思います．卒前教育にないのでそれがかすめないのです．カンファレンスをやっても，「リハビリテーション」の話がほとんど出てこない．出てくるのは急性期だけですね．非常に遅れている領域ですね．

　DynaMed などを見るとリハビリテーションの領域でたくさんエビデンスがあります．

若林：リハビリテーションで悪液質がよくなることがあるのです．

藤沼：昔は悪液質は死の直前のサインと言われていました．若林先生が，栄養の問題の重要性を周知させた功績は大きいと思います．さらに多職種に影響を与えています．リハビリテーション・スタッフ，栄養士，看護師，歯科と．

若林：本書の構成ですが，第1部としてリハビリテーションの部分で評価，IADL，ADL，AADL を解説し，CGA，ICF，予後予測なども取り上げましょうか．あと以前「家庭医はリハビリテーションにおいてどのような臨床能力を必要と考えているか（質的研究）」という論文を書きましたので，それを敷衍します．第2部は症例中心でいきます．疾患別ではなくケースで疾患を挙げていく．EBM で1章を設けてもいいですが，ケースの中で，コンサルテーションにはこのようなエビデンスもあることを言及します．

　認知症にも栄養のエビデンスはあります．肥満（BMI30 以上）の場合，ダイエット（意図的な体重減少）で記憶や注意，遂行機能が軽度改善というメタアナリシスがあるのです．

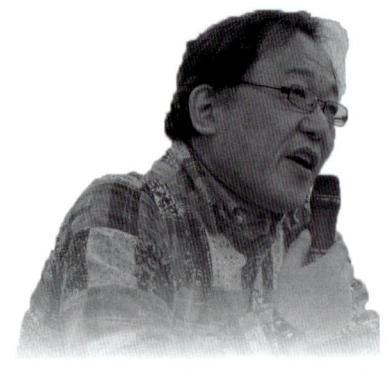

藤沼：本書は類書がありませんね．リハビリテーションの領域は意外と総論の本が多いです．トピック的には，ロボットですか．筋ジストロフィーの患者さんにモビル・スーツの様なものを着せると物が持ち上げられるとか．個人的には非常に興味はあります．ガンダムファンでもあるので(笑)．

若林：話題は今ロボットとブレイン・マシン・インタフェース（BMI）ですね．脳の刺激を読み取って手足を動かせないけれど何を動かそうとしているかを知って別の機械にその動作をさせるというものです．まだ臨床応用は先ですが．

　「肥満パラドックス」というのがあり，太っているほうが長生きする人が多いのです．小太りでなく大太りです．慢性臓器不全系はそうです．ケースのところで神話と事実という視点で展開するのも面白いですね．

藤沼：以前呼吸器専攻の開業医の先生に，「プライマリ・ケア面白いですか？」と聞かれたことがありました（笑）．「先生のご興味からすこし外れるかもしれませんね」と返答しましたが，広範な読者に本書のリハビリテーションの醍醐味をぜひ広く伝えたいですね．

若林：私は2011年に「日本リハビリテーション栄養研究会」を立ち上げて活動していますが，若手医師にもリハビリテーションの考え方を働きかけていきたいですね．

藤沼：高齢社会ではリハビリテーションはキーなので，本書を通してなんとかメッセージを伝えたいですよね．

　では，どうぞご執筆をおねがいします．

Ⅰ-1. 総合診療医のための高齢者リハビリテーション

●クリニカルパール

・機能訓練はリハビリテーションの一部に過ぎない．
・人口の高齢化により身体障害者数は今後さらに増加する．
・リハビリテーションなくして総合診療なし．

●リハビリテーションとは

　リハビリテーション（以下，リハ）は世界保健機関（WHO）によって，以下のように定義されている．
「リハは能力低下やその状態を改善し，障害者の社会的統合を達成するためのあらゆる手段を含んでいる．リハは障害者が環境に適応するための訓練を行うばかりでなく，障害者の社会統合を促すために全体としての環境や社会に手を加えることも目的とする．そして，障害者自身，家族，そして彼らの住んでいる地域社会が，リハに関係するサービスの計画と実行に関り合わなければならない．」
　つまり，リハとは人間らしく生きる権利の回復（全人間的復権）であり，QOLをより向上させるように人生を再構築することである．機能訓練はリハの一部に過ぎない．次に日本リハ病院・施設協会における地域リハの定義と活動指針を **Box Ⅰ-1-1** に示す[1]．

Box Ⅰ-1-1　地域リハの定義（日本リハ病院・施設協会）[1]

定義

　地域リハとは，障害のある人々や高齢者およびその家族が住み慣れたところで，そこに住む人々とともに，一生安全に，いきいきとした生活が送れるよう，医療や保健，福祉及び生活にかかわるあらゆる人々や機関・組織がリハの立場から協力し合って行う活動のすべてを言う．

活動指針

・これらの目的を達成するためには，障害の発生を予防することが大切であるとともに，あらゆるライフステージに対応して継続的に提供できる支援システムを地域に作っていくことが求められる．

・ことに医療においては廃用症候の予防および機能改善のため，疾病や傷害が発生した当初よりリハ・サービスが提供されることが重要であり，そのサービスは急性期から回復期，維持期へと遅滞なく効率的に継続される必要がある．

・また，機能や活動能力の改善が困難な人々に対しても，できうる限り社会参加を可能にし，生あるかぎり人間らしく過ごせるよう専門的サービスのみでなく地域住民も含めた総合的な支援がなされなければならない．

・さらに，一般の人々が障害を負うことや年をとることを自分自身の問題としてとらえるよう啓発されることが必要である．

　リハは，医学的リハ，社会的リハ，教育的リハ，職業的リハの4分野に分類できる（**Box Ⅰ-1-2**）．総合診療では主に，医学的リハと社会的リハが行われる．教育的リハや職業的リハが行われることもある．

Box I-1-2　リハの4つの分野

医学的リハ

　疾患によって直接的に起こった一次障害の治療，二次障害や合併症の予防と治療，機能障害や活動制限の回復・維持，および残存機能を最大限活用するための訓練など，病院や診療所で行われるリハである．

社会的リハ

　障害者が家庭や地域社会に参加できるように支援するリハである．社会生活力を身につけて，主体性，自立性をもって社会で生活できることが目標である．障害者支援施設などで行われる．

教育的リハ

　障害児（者）に関して行われる教育的支援・リハである．早期療育をはじめ，教育上配慮が必要な児童・生徒に教育的な制度等を利用して，豊かな人格形成を目的とする．障害特性や発達段階に応じた教育が，療育施設などで行われる．

職業的リハ

　職業評価，職業指導，職業前訓練，職業訓練，職業紹介など障害者が適切な雇用を獲得，復帰できるように行われるリハである．就労支援施設などで行われる．

●高齢社会とリハビリテーション

　平成25年版障害者白書における障害者数は，身体障害者366.3万人（人口千人当たり29人），知的障害者54.7万人（同4人），精神障害者320.1万人（同25人）となっている．国民の約6％が何らかの障害を有していることになる．身体障害者全体に占める65歳以上の割合は，昭和45年には3割程度であったが，平成18年には6割まで上昇している（**Box I-1-3**）．身体障害者の割合を人口千人当たりの人数で見ると，60歳代後半は58.3人，70歳以上は94.9人である．高齢になるほど身体障害者の割合が高いことから，人口の高齢化により身体障害者数は今後さらに増加していくことが予想される．

Box Ⅰ-1-3 平成25年版障害者白書における障害者数

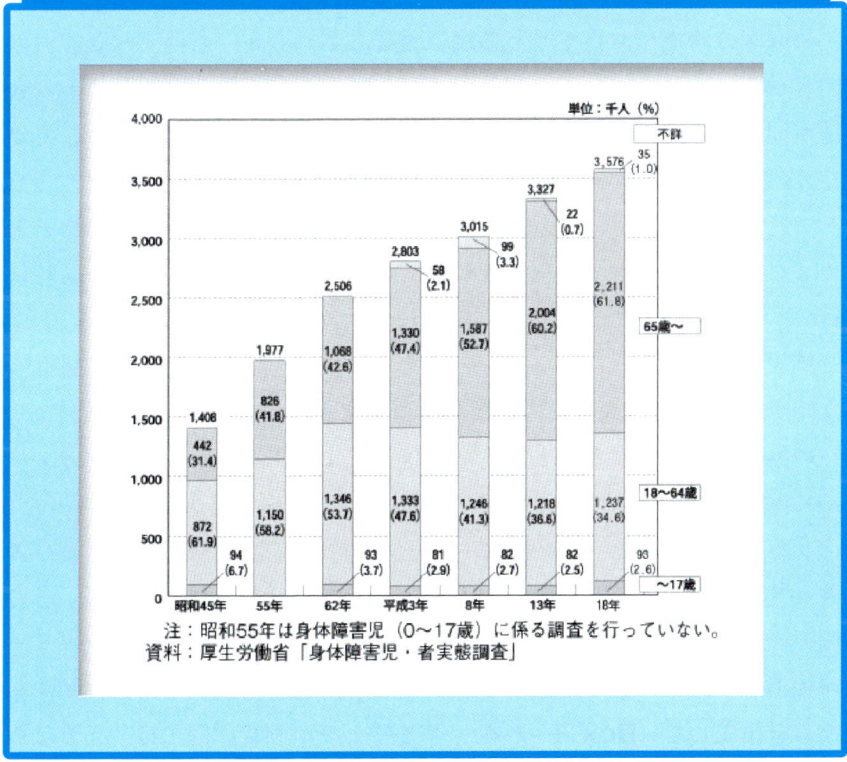

平成22年国民生活基礎調査では，介護が必要となった主な原因を要介護度別にみると，要支援者では「関節疾患」が19.4%で最も多く，次いで「高齢による衰弱」が15.2%となっている．要介護者では「脳血管疾患（脳卒中）」が24.1%で最も多く，次いで「認知症」が20.5%となっている．つまり，これらの疾患に対する高齢者リハが特に重要となる．

Q　家庭医とリハ科専門医では，必要な知識や技能は異なるのでしょうか．

●家庭医に必要なリハビリテーションの知識と技能

　家庭医の診療においてリハ領域は重要とされるが，習得すべき能力の内容やその方法については明らかにされていない．そのため，若手家庭医が同領域の能力獲得に関してどのように考えているかを明らかにするための質的研究を実施した[2]．日本家庭医療学会（現：日本プライマリ・ケア連合学会）後期研修施設に所属の学会員を対象に，半構造化のフォーカスグループインタビューを行った．データ分析はデータ収集と同時に行い，グラウンデッドセオリーアプローチで分析した．

　結果として，4～7人のフォーカスグループインタビューを5回行った時点（参加者26人）で，理論的飽和に達したと判断した．家庭医にリハの臨床能力が必要ないという意見はほとんど認めなかった．一方，リハに関して自信のなさや不全感を認めない家庭医は2人のみであった．

　リハの知識・技能（リハ総論，家庭医に特徴的なリハ），連携（リハスタッフ，その他の職種，地域），経験とニーズ（学習経験とニーズ，患者側の経験とニーズ），研修環境（卒前，卒後，自己学習）の4つのカテゴリーが抽出された．今回の知見をもとに，家庭医に必要なリハの研修カリキュラムを作成した（**Box Ⅰ-1-4**）．家庭医とリハ科専門医では，必要な知識や技能は異なっていた．

　これより総合診療ではリハの知識と技能が必要であり「**リハなくして総合診療なし**」と考える．

Ⅰ-1. 総合診療医のための高齢者リハビリテーション

Box Ⅰ-1-4 必要性が認識されていた知識，技能，領域，環境 家庭医のためのリハビリテーション研修推奨内容バージョン0.1（案）

(1) 基本的知識，技能
 1. リハ医学の基本的知識
 1-1. 機能評価（ICF）
 1-1-1 関節可動域，筋力，麻痺といった機能障害だけでなく，生活機能，患者，家族，地域の評価
 1-1-2 ICFを構成する6つの概念（健康状態，心身機能・身体構造，活動，参加，個人因子，環境因子）
 1-2 ゴール設定（機能回復の可能性，障害固定の判断，在宅復帰の判断，その上でのリハ計画策定）
 1-3 リハオーダー（知識，基準，頻度，内容，病名，用語や訓練終了・継続・再開の判断の必要性）
 1-4 PT・OT・STの職務内容や役割の理解
 1-5 リハのリスク管理
 1-6 リハのEBM
 1-7 装具・介助用具の知識
 1-8 介護保険主治医意見書・障害認定書類の記載
 2. 家庭医に特徴的なリハ
 2-1 年齢・疾患の多様性，よくある疾患や障害のリハプログラム・運動療法など
摂食・嚥下障害(*)，脳卒中(*)，ADL(*)，老年症候群（高齢者）(*)，認知症(*)，廃用症候群(*)，腰痛(*)，緊張型頭痛，生活習慣病，脊柱管狭窄症，脳卒中，パーキンソン病，誤嚥性肺炎，慢性閉塞性肺疾患，心筋梗塞，大腿骨頸部骨折，変形性関節症，腰痛，五十肩，関節リウマチ，がん，褥瘡，顔面神経麻痺，脳性麻痺，呼吸リハ，言語 リハ（構音障害），起居動作，APDL．(*)は特に言及の多かったもの
 2-2 継続性 入院，外来，在宅といったセッティングを超えた継続性をふまえたリハ
 2-3 身体的治療とリハの並行
 2-4 時間や回数の制約
 2-5 ワンポイントアドバイスの知識
(2) 連携 連携のためにはそれぞれの資源，人材がどのような役割をもち，何を得意としているかについて知っておく必要がある．
 1. PT・OT・STや他の職種（リハ専門医，ケアマネージャー，看護師，訪問看護師，栄養士，ケースワーカーなど）との連携
 2. 地域との連携（急性期病院や診療所と，回復期リハ病院，訪問看護ステーション，デイケアなどの地域資源の活用と連携）
(3) 学習，動悸付けのきっかけ，環境
 患者が実際にリハでよくなる事を体験する
 ナラティブを重視する
 往診を通じて実際の生活環境を見る
 実践の機会がある
 勉強会，ワークショップなどの機会

●文献

1) 日本リハビリテーション病院・施設協会. http://www.rehakyoh.jp/policy.html
2) 若林秀隆・他. 若手家庭医はリハビリテーション領域の臨床能力獲得に関してどのように考えているか - 質的研究. 家庭医療. 2010, vol. 15, no. 2, p. 4-15.

Further reading
① 佐藤健一. どうする？家庭医のための"在宅リハ". 医学書院, 東京, 2012
② 安藤徳彦. リハビリテーション序説. 医学書院, 東京, 2009

I -2. ICF と CGA

●クリニカルパール

- ICFは人間と環境との相互作用を含めて，全人的に評価するツールである．
- 臨床現場でのCGAスクリーニングとして「Dr. SUPERMAN」が有用である．
- すべての高齢者および5%以上の体重減少を認める人に虚弱（フレイルティ）のスクリーニングを行う．

●ICF

ICF (International Classification of Functioning, Disability and Health, 国際生活機能分類) は，人間と環境との相互作用を含めて，人間の健康状態を系統的，全人的に評価するツールである．大きく「生活機能と障害」と「背景因子」に分類され，生活機能は心身機能・身体構造，活動，参加，背景因子は個人因子，環境因子でそれぞれ構成される（**BoxⅠ-2-1**)[2]．障害（disability）は機能障害，活動制限，参加制約のすべてを含んでいる．

ICFでは，個人の生活機能は各概念の複合関係にあり，各概念間には双方向の関係（双方向の矢印）が存在する．環境因子が概念に含まれているので，環境を改善することで生活機能を向上させるというリハの考え方が含まれる．また，機能障害，能力低下，社会的不利といった否定的な言葉ではなく，中立的な言葉が使用されている．ICFの心身機能，身体構造，活動と参加，環境因子を**BoxⅠ-2-2～5**に示す．

I-2. ICFとCGA

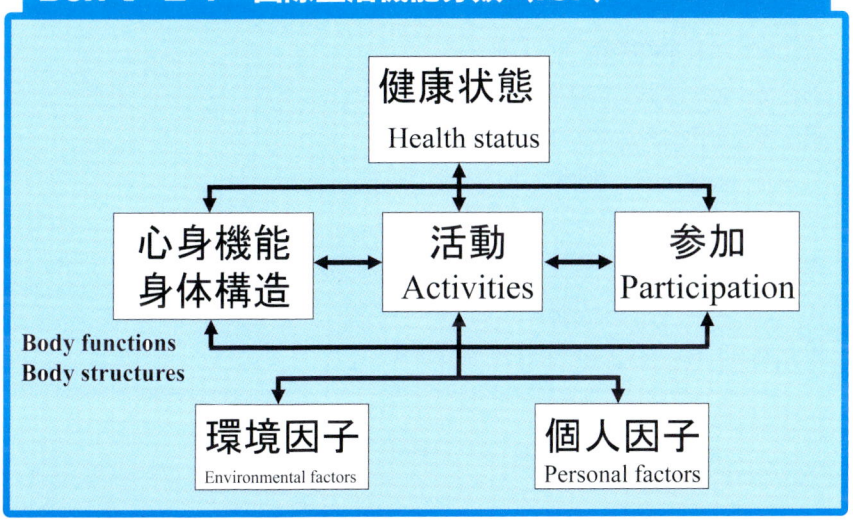

Box I-2-1　国際生活機能分類（ICF）

Box I-2-2　ICFの心身機能

第1章　精神機能（全般的精神機能，個別的精神機能）
第2章　感覚機能と痛み（視覚，聴覚と前庭，その他の感覚，痛み）
第3章　音声と発話の機能
第4章　心血管系・血液系・免疫系・呼吸器系の機能
第5章　消化器系・代謝系・内分泌系の機能
第6章　尿路・性・生殖の機能
第7章　神経筋骨格と運動に関連する機能
第8章　皮膚および関連する構造の機能（皮膚，毛と爪）

Box Ⅰ-2-3　ICFの身体構造

第1章	神経系の構造
第2章	目・耳および関連部位の構造
第3章	音声と発話に関わる構造
第4章	心血管系・免疫系・呼吸器系の構造
第5章	消化器系・代謝系・内分泌系に関連した構造
第6章	尿路性器系および生殖系に関連した構造
第7章	運動に関連した構造
第8章	皮膚および関連部位の構造の機能

Box Ⅰ-2-4　ICFの活動と参加

第1章	**学習と知識の応用**（目的をもった感覚的経験，基礎的学習，知識の応用）
第2章	**一般的な課題と要求**
第3章	**コミュニケーション**（コミュニケーションの理解，コミュニケーションの表出，会話並びにコミュニケーション用具および技法の利用）
第4章	**運動・移動**（姿勢の変換と保持，物の運搬・移動・操作，歩行と移動，交通機関や手段を利用しての移動）
第5章	**セルフケア**
第6章	**家庭生活**（必需品の入手，家事，家庭用品の管理および他者への援助）
第7章	**対人関係**（一般的な対人関係，特別な対人関係）
第8章	**主要な生活領域**（教育，仕事と雇用，経済生活）
第9章	**コミュニティライフ・社会生活・市民生活**

Box Ⅰ-2-5　ICFの環境因子

第1章　**生産品と用具**
　　　（個人消費用，教育用，仕事用，文化・レクリエーション用など）
第2章　**自然環境と人間がもたらした環境変化**
　　　（自然地理，気候，災害，空気の質など）
第3章　**支援と関係**
　　　（家族，親族，友人，知人・仲間・同僚・隣人，保健の専門職など）
第4章　**態度**
　　　（家族，親族，友人，知人・仲間・同僚・隣人，保健の専門職など）
第5章　**サービス・制度・政策**
　　　（住宅供給，交通，保健，教育と訓練，労働と雇用など）

● CGA

　高齢者では，加齢とともに老年症候群を認めることが多くなる．老年症候群の主な疾患・症状には，摂食・嚥下障害，体重減少，関節炎・関節痛，脊椎圧迫骨折，歩行障害・転倒，認知機能障害，うつ病，せん妄，頻尿・尿失禁，難聴，視力障害などがある．これらの疾患・症状を含め，身体面，精神心理面，社会面なども含めて全人的に評価してQOLを高める方法論として，CGA（Comprehensive Geriatric Assessment，高齢者総合機能評価）がある．

Q　CGAのテストはどう行うのですか？

　高齢者医療の現場におけるCGAのスクリーニングテストとして，「Dr. SUPERMAN」(**Box Ⅰ-2-6**) がある[1]．「Dr. SUPERMAN」の「Dr.」は「医師による身体診察」，「SUPERMAN」の「S：sensation」は知覚，「U：understanding of speech (communication)」は言語理解すなわちコミュニケーション，「PER」は服薬状況（pharmacy）および介護者（key person），「M」は老年症候群3M's，「A」はADL，「N」は栄養（nutrition）の英語頭文字で連ねられ，各側面を網羅している．このうち3M'sは老年症候群の精神（mentality），運動（mobility），排尿（micturition）の障害を表わしている．「Dr. SUPERMAN」の使用上の注意を(**Box Ⅰ-2-7**)に示す．

I -2. ICF と CGA

Box I -2-6　Dr.SUPERMAN

S: Sensation
　視覚障害　問：「新聞の文字が読めますか？」○補（　）　□障害なし・□いくらか・□かなり
　聴覚障害　問：「耳が遠くなりましたか？」○補（　）　□障害なし・□いくらか・□かなり
U: Understanding of speech　言語理解障害
　コミュニケーションの良否を印象で評価　□障害なし・□いくらか・□かなり
PER: Pharmacy & key PERson
　服薬状況　問：「今、飲んでいる薬は？何種類？」□無・□有（　　種類）
　　　　　内容：
　　　　　「薬を間違わずに飲めますか？」□可（服薬管理者＋／−）・□不可
　介護者　問：「同居している家族は何人ですか？」家族の数：　　　□独居
　　　　　「頼りにしている人はどなたですか？」キーパーソン：
M: 3M's (M1=mentality, M2=mobility, M3=micturition)
M1　認知障害　問：「今年は何年ですか？」□正（　　年）・□誤・無答
　　　　　　　　「昨日の夕食でおかずは何でしたか？」□正（情報確認＋）・□誤・無答
　　　　　　　　「100引く7は？さらに7を引くと」93, 86　□正・□誤・無答
　　うつ（活動性）問：「元気がなくなったと感じますか？」□なし・□いくらか・□かなり
　　　　　　　　「昼間は何をしていますか？」（昼寝は？）（　　　　　　　　−／＋）
　　　　　　　　「外出回数は？不眠／睡眠薬は？」外出　　回／週, 不眠／睡眠薬
M2　上肢機能障害　指示：（近位筋）「万歳できますか？」□障害なし・□いくらか・□かなり
　　（遠位筋）「親指とほかの指とで輪を作ってください」□障害なし・□いくらか・□かなり
　　下肢機能障害　問：「過去1年間に転倒したことは？」□なし（寝たきり−／＋）・□あり
　　指示：「今から立って3m先まで歩き，ターンして早く戻って座ってください
　　○補（　）□可（ふらつき−／＋）・□不可　時間（　　秒）□14秒以上
　　（代）：「足を揃えて／片足でできるだけ立っていてください」時間計測10秒間まで
　　□立位可（動揺−／＋）・□不可　片脚（左／右　　／　　秒）□＜3秒
　　摂食　嚥下障害　問；「食欲は？食事中ムセ込みは？」食欲＋／−□，ムセ込み−／＋□
　　「寝る前に口腔ケアをしていますか？」□いる・□ときどき・□なし
M3　排尿障害　問：「夜寝ている間に何回尿に起きましたか？」□なし・□1〜2回・□3回以上
　　「そのとき，間に合わないことは？」失禁（−／＋□）（　　回／週）
A: Activity of daily living*　ADL-IADL障害
　　問：「1人で次のことができますか？」　□障害なし・□いくらか・□かなり
　　（欄外ADL）「トイレに行けますか？」要介助項目＊（○）：
　　「着替え／入浴・散歩・買い物は？」　要支援項目＊（△）：
N: Nutrition　栄養障害
　　問：「過去3カ月間での体重減少は？」□なし・□いくらか・□かなり（　　kg）
　　「BMI（　）／下腿周囲長（　）」BMI/CC　□＜23/CC＜31
　　「むくみは？」　　　　　　　　　　浮腫（−／＋□）
*ADL：排便 Bo, 排尿 Bl, トイレの使用 To, 食事 Fe, 移乗 Tr, 移動 Mo, 階段昇降 St, 更衣 Dr,
入浴 Ba, 整容 Gr, 電話 Te, 散歩 Wa, 買い物 Sh, 食事の支度 Pr, 家事 HK

Box Ⅰ-2-7 「Dr. SUPERMAN」使用上の注意

各項目の判定基準（該当箇所に記入）
①視覚障害（眼鏡使用可，ただし，眼鏡使用であれば○補カッコ内に○印）：新聞の小さな文字が普通に読めれば「障害なし」に，小さな文字は読みにくいが何とか読むことができれば「いくらか」に，読めても見出し程度であれば「かなり」に☑する．
②聴覚障害（補聴器使用可，ただし，補聴器使用であれば○補カッコ内に○印）：普通の声で聞こえれば「障害なし」に，普通の声では聞こえないが，大きな声なら聞くことができれば「いくらか」に，大きな声でも聞きとりにくければ「かなり」に☑する．
③言語理解障害：会話全体の印象で判断する．すなわち，コミュニケーションが普通にとれれば「障害なし」に，何度か，言い換えたり，聞き直したりして初めて理解され，コミュニケーションがとれれば「いくらか」に，言い換えたり，聞き直したりしても理解できないか，適切な返事がなく，コミュニケーションをとるのに困難を覚えれば「かなり」に☑する．なお，異常言動が疑われた場合にも「かなり」に☑する．
④服薬状況：ⅰ）現在、服薬している薬剤があれば「有」に，なければ「無」に☑する．「有」ではその種類の数値を記入し，内容は後で現物を確認するか，「お薬手帳」で確認する．
ⅱ）薬を，ここ1カ月間に1度も間違わずに飲んでいれば「可」に，間違ったことがあれば「不可」に☑する．必ず服薬管理者（服薬の準備をする者も服薬管理者に含まれる）の有無を確認し，服薬管理者がいれば「＋」に，いなければ「－」に○印をつける．
⑤介護者：ⅰ）同居している家族の数を記入する．必要に応じて後ほど介護者に再確認する．独居の場合には☑する．
ⅱ）キーパーソンは本人との関係を呼称名（妻，長女など）で記入する．
⑥認知障害：ⅰ）西暦でも元号でもよい．答えを書き込み，該当するものに☑する．
ⅱ）夕食のおかずは介護者に情報確認ができれば「＋」に○印をつけ，答えが正しければ「正」に，間違っていれば「誤」に，答えなければ「無」に☑する．ただし，単なる「肉」，「魚」などの素材のみでは正解とならず，どのような調理方法で作られたものなのかを答えてもらう．介護者がいても一緒に食事をとっていない場合や介護者自身がおかずの内容を覚えていない場合には情報確認ができなかったものとする．
ⅲ）次いで100から7を順に2回引いてもらい，93, 86と答えられればその数字に○印をつける．2回の引き算が正しくできれば「正」に☑する．間違えればその数字に斜線をつけて「誤」に，答えなければ「無」に☑する．
ⅰ）～ⅲ）のいずれかに誤答，無答があれば陽性とする．
⑦うつ（活動性）：ⅰ）質問にイイエと答えれば「なし」に，ハイと答えれば「かなり」に，どちらかはっきりとしないものは「いくらか」に☑する．
ⅱ）昼間の行動については自由記載とし，昼寝の有無は「－／＋」のいずれかに○印をつける．
ⅲ）外出回数は週単位で回数を記入し，ⅳ）不眠／睡眠薬の服薬あれば各々に○印を，

なければ各々に斜線を入れる.
⑧上肢機能障害：i) 万歳が十分にできれば「障害なし」に，十分とはいえないが水平位以上に何とかできれば「いくらか」に，水平位に至らなければ「かなり」に☑する．なお，利き腕，片麻痺を確認する．
ii) 次いで親指とほかの指で輪を作ってもらい，正円ができれば「障害なし」に，不正円であれば「いくらか」に，輪ができなければ「かなり」に☑する．
⑨下肢機能障害：i) 転倒したことがなければ「なし」に，あれば「あり」に☑する．1年以上の寝たきりの有無は「−／＋」のいずれかに○印をつけ，「＋」の場合には転倒の評価はできない．
ii) 次いで，指示1あるいは2のどちらかで評価する．
　指示1：杖などの補助具使用であれば補カッコ内に○印を入れる．全行程ができれば「可」に，できなければ「不可」に☑する．行程中にふらつきがみられれば「＋」に☑する．全行程ができればその開始から終了までの時間を計測して秒数を記入し，14秒以上であれば☑する．不可，ふらつきあり，14秒以上は陽性と判定する．
　指示2：足を前後揃えて（閉脚）10秒間立っていられれば「可」に，立っていられなければ「不可」に☑する．動揺の有無は「−／＋」のいずれかに○印をつける．開眼で片足ずつ立っていられる秒数を左右の脚で測定し（10秒までで打ち切り），左右別に秒数を記入する．いずれかあるいは両方が3秒未満であれば☑する．不可，動揺あり，3秒未満を陽性と判定する．
⑩摂食・嚥下障害：i) 食欲がなければ「−」に☑する
ii) 食事中にムセ込むことがあればムセ込み「＋」に☑する．
iii) 就寝前に口腔の手入れを毎晩していれば「いる」に，毎晩ではないがときどきしていれば「ときどき」に，ほとんどしていなければ「なし」のいずれかに☑する．
⑪排尿障害：i) 就床してから起床するまでの間に排尿がなければ「なし」に，あっても2回までであれば「2回」に，3回以上あれば「3回以上」のいずれかに☑する．
ii) 失禁があれば「＋」に☑し，週に何回程度かを記入しておく．
⑫ADL-IADL障害：代表的な3項目について尋ね，項目ごとに動作が1人でできれば「障害なし」に，失敗するか手を貸してもらう動作が1〜2つあれば「いくらか」に，失敗するか手を貸してもらう動作が3つ以上あれば「かなり」に☑する．その具体的な要介助項目（○），要支援項目（△）については欄外の項目より略語を選択して空欄に記入するか，欄外の項目に○印，△印をつける．
⑬栄養障害：i) 体重が3カ月前と変わらなければ「なし」に，痩せても2kg以内かわからなければ「いくらか」に，2kg以上痩せていれば「かなり」に☑し，カッコ内に何kg痩せたかを記入する．できればBMI（身長，体重）あるいは下腿周囲長（calf-circumstance：CC）を計測して記入するのが好ましい．BMIが23未満，CCが31cm未満であれば☑する．
ii) 浮腫は足背・下腿などを指で圧迫し，圧痕が残れば「＋」に☑する．

●虚弱

　虚弱（フレイルティ，Frailty）とは，加齢のために身体機能を支える恒常性維持機構が低下して，ストレスに抗う力が低下し健康障害に対する脆弱性が高まった状態である．ただし，少なくとも基本的 ADL は自立している状態であり，明らかな機能障害がある場合は，障害（Disability）として区別する．虚弱の診断基準として最も有名なものは，Fried らの診断基準である[2]．体重，疲労感，活動量，歩行速度低下，握力低下の5項目を評価して，3項目以上該当の場合は虚弱，1～2項目該当の場合は前虚弱とそれぞれ評価する．

Q　高齢者には虚弱のスクリーニングを行うべきなのでしょうか？

　2013 年に身体的虚弱のコンセンサス論文が発表された[3]．この論文では4つのポイントを報告している．これらを意識した高齢者診療を行うことが，虚弱の早期発見と障害の予防に重要である．

1. 身体的虚弱の定義は「多数の原因，誘因による医学的な症候群で，筋力，持久力の低下，生理的機能の低下が特徴であり，要介助状態や死亡にいたる脆弱性が増加した状態である.」
2. 身体的虚弱は運動，蛋白エネルギー補給，ビタミン D，多剤内服時の内服薬減少といった介入によって，潜在的に予防および治療することができる．
3. FRAIL scale[4]（**Box Ⅰ-2-8**）のような簡単で短時間にできるスクリーニングテストを作成し妥当性を検証することで，医師が客観的に虚弱の高齢者を認識できるようになる．
4. 身体的虚弱の最適な管理を行うために，70歳以上のすべての高齢者と，慢性疾患により有意な体重減少を認めるすべての人（5%以上の体重減少）を対象に，虚弱のスクリーニングを行うべきである．

Ⅰ-2. ICF と CGA

Box Ⅰ-2-8　FRAIL scale

疲労, 抵抗, 移動, 疾患, 体重減少の 5 項目をそれぞれ 0 点か 1 点で評価する. 合計得点が 0 点なら正常, 1～2 点なら前虚弱, 3～5 点なら虚弱と判定する.

疲労	過去 4 週間の疲労感が, いつももしくはほとんどの時間の場合に 1 点
抵抗	10 段の階段を上がる際に, 休憩もしくは支援が必要な場合に 1 点
移動	数百ヤード (1 ヤード＝ 91.44cm) の歩行が困難もしくは支援が必要な場合に 1 点
疾患	以下の疾患のうち, 5 疾患以上を認める場合に 1 点 (関節炎, 糖尿病, 狭心症もしくは心筋梗塞, 高血圧症, 脳卒中, 気管支喘息・慢性気管支炎・肺気腫, 骨粗鬆症, 大腸癌・皮膚癌, うつ病もしくは不安障害, アルツハイマー病もしくは他の認知症, 下肢潰瘍)
体重減少	過去 12 ヶ月間で 5% 以上の体重減少を認める場合に 1 点

●ロコモティブシンドローム

　ロコモティブシンドローム（運動器症候群，以下，ロコモ）とは，運動器の障害により要介護になるリスクの高い状態であり，運動器の機能障害およびその予備群を含む概念である．ロコモの原因は大きく分けると加齢による運動器疾患，サルコペニア（サルコペニアの項目参照），加齢によるバランス能力低下の3つに分類できる．

Q　高齢者のロコモの頻度を教えてください．

　ロコモの診断には，ロコモ25（**Box I -2-9**）がある．ロコモ25は，25項目の質問で構成され16点以上の場合，ロコモと評価するツールである．地域検診を受診した高齢者（平均年齢77歳）のうち，21～23％がロコモと判定された．つまり，高齢者の4～5人に1人がロコモと考えられる．

　運動器不安定症とは，高齢化によりバランス能力および移動歩行能力の低下が生じ，閉じこもり，転倒リスクが高まった状態である．運動器不安定症はロコモの中に含まれ，医療保険下に診療できる診断名である．運動器不安定症の診断基準を**Box I -2-10**に示す．

I-2. ICF と CGA

Box I-2-9 ロコモ25

日本運動器科学会ホームページより引用
http://www.jsmr.org/documents/locomo_25.pdf

ロコモ25

「お体の状態」と「ふだんの生活」について、手足や背骨のことで困難なことがあるかどうかをおたずねします。この1ヵ月の状態を思い出して以下の質問にお答え下さい。それぞれの質問に、もっとも近い回答を1つ選んで、□に✔をつけて下さい。

この1ヵ月のからだの痛みなどについてお聞きします。

1. 頸・肩・腕・手のどこかに痛み(しびれも含む)がありますか。
   □ 痛くない □ 少し痛い □ 中程度痛い □ かなり痛い □ ひどく痛い

2. 背中・腰・お尻のどこかに痛みがありますか。
   □ 痛くない □ 少し痛い □ 中程度痛い □ かなり痛い □ ひどく痛い

3. 下肢(脚のつけね、太もも、膝、ふくらはぎ、すね、足首、足)のどこかに痛み(しびれも含む)がありますか。
   □ 痛くない □ 少し痛い □ 中程度痛い □ かなり痛い □ ひどく痛い

4. ふだんの生活でからだを動かすのはどの程度つらいと感じますか。
   □ つらくない □ 少しつらい □ 中程度つらい □ かなりつらい □ ひどくつらい

この1ヵ月のふだんの生活についてお聞きします。

5. ベッドや寝床から起きたり、横になったりするのはどの程度困難ですか。
   □ 困難でない □ 少し困難 □ 中程度困難 □ かなり困難 □ ひどく困難

6. 腰掛けから立ち上がるのはどの程度困難ですか。
   □ 困難でない □ 少し困難 □ 中程度困難 □ かなり困難 □ ひどく困難

7. 家の中を歩くのはどの程度困難ですか。
   □ 困難でない □ 少し困難 □ 中程度困難 □ かなり困難 □ ひどく困難

8. シャツを着たり脱いだりするのはどの程度困難ですか。
   □ 困難でない □ 少し困難 □ 中程度困難 □ かなり困難 □ ひどく困難

9. ズボンやパンツを着たり脱いだりするのはどの程度困難ですか。
   □ 困難でない □ 少し困難 □ 中程度困難 □ かなり困難 □ ひどく困難

10. トイレで用足しをするのはどの程度困難ですか。
    □ 困難でない □ 少し困難 □ 中程度困難 □ かなり困難 □ ひどく困難

11. お風呂で身体を洗うのはどの程度困難ですか。
    □ 困難でない □ 少し困難 □ 中程度困難 □ かなり困難 □ ひどく困難

12. 階段の昇り降りはどの程度困難ですか。
    □ 困難でない □ 少し困難 □ 中程度困難 □ かなり困難 □ ひどく困難

13. 急ぎ足で歩くのはどの程度困難ですか。
　　□ 困難でない　□ 少し困難　□ 中程度困難　□ かなり困難　□ ひどく困難

14. 外に出かけるとき、身だしなみを整えるのはどの程度困難ですか。
　　□ 困難でない　□ 少し困難　□ 中程度困難　□ かなり困難　□ ひどく困難

15. 休まずにどれくらい歩き続けることができますか(もっとも近いものを選んで下さい)。
　　□ 2～3km以上　□ 1km程度　□ 300m程度　□ 100m程度　□ 10m程度

16. 隣・近所に外出するのはどの程度困難ですか。
　　□ 困難でない　□ 少し困難　□ 中程度困難　□ かなり困難　□ ひどく困難

17. 2kg程度の買い物(1リットルの牛乳パック2個程度)をして持ち帰ることはどの程度困難ですか。
　　□ 困難でない　□ 少し困難　□ 中程度困難　□ かなり困難　□ ひどく困難

18. 電車やバスを利用して外出するのはどの程度困難ですか。
　　□ 困難でない　□ 少し困難　□ 中程度困難　□ かなり困難　□ ひどく困難

19. 家の軽い仕事(食事の準備や後始末、簡単なかたづけなど)は、どの程度困難ですか。
　　□ 困難でない　□ 少し困難　□ 中程度困難　□ かなり困難　□ ひどく困難

20. 家のやや重い仕事(掃除機の使用、ふとんの上げ下ろしなど)は、どの程度困難ですか。
　　□ 困難でない　□ 少し困難　□ 中程度困難　□ かなり困難　□ ひどく困難

21. スポーツや踊り(ジョギング、水泳、ゲートボール、ダンスなど)は、どの程度困難ですか。
　　□ 困難でない　□ 少し困難　□ 中程度困難　□ かなり困難　□ ひどく困難

22. 親しい人や友人とのおつき合いを控えていますか。
　　□ 控えていない　□ 少し控えている　□ 中程度控えている　□ かなり控えている　□ 全く控えている

23. 地域での活動やイベント、行事への参加を控えていますか。
　　□ 控えていない　□ 少し控えている　□ 中程度控えている　□ かなり控えている　□ 全く控えている

24. 家の中で転ぶのではないかと不安ですか。
　　□ 不安はない　□ 少し不安　□ 中程度不安　□ かなり不安　□ ひどく不安

25. 先行き歩けなくなるのではないかと不安ですか。
　　□ 不安はない　□ 少し不安　□ 中程度不安　□ かなり不安　□ ひどく不安

ロコモ25 ©2009 自治医大整形外科学教室 All rights reserved：複写 可、改変 禁。学術的な使用、公的な使用以外の無断使用 禁

Box Ⅰ-2-10　運動器不安定症の診断基準

診断方法
　下記の疾患の既往があるかまたは罹患している者で，日常生活自立度あるいは運動機能が以下に示す評価基準1または2に該当する者
・運動機能低下をきたす疾患
　　脊椎圧迫骨折および各種脊柱変形（亀背，高度腰椎後弯・側弯など）
　　下肢の骨折（大腿骨頸部骨折など）
　　骨粗鬆症
　　下肢の変形性関節症（股関節，膝関節など）
　　腰部脊柱管狭窄症
　　脊髄障害（頚部脊髄症，脊髄損傷など）
　　神経・筋疾患
　　関節リウマチおよび各種関節炎
　　下肢切断
　　長期臥床後の運動器廃用
　　高頻度転倒者
・評価基準
1　日常生活自立度判定基準ランクJまたはA（要支援＋要介護1，2）
2　運動機能評価1)または2)
　　1)バランス能力：開眼片脚起立時間　15秒未満
　　2)移動歩行能力：3m Timed up and go test　11秒以上
※3m Timed up and go test：椅子に深く座り，背筋を伸ばした状態で肘かけがある椅子では肘かけに手をおいた状態，肘かけがない椅子では手を膝の上においた状態からスタートする．無理のない早さで歩き，3m先の目印で折り返し，終了時間はスタート前の姿勢に戻った時点とする．

●文献

1) 岩本俊彦・他：医療現場における高齢者総合的機能評価（CGA）簡易版「Dr.SUPERMAN」の有用性の検討．Geriat Med. 2012, vol. 50, p. 1070-1075.
2) Fried, L. P. et al. Frailty in older adults: evidence for a phenotype. J Gerontol A Biol Sci Med Sci. 2001, vol. 56, M146-56.
3) Morley, J. E. et al. Frailty consensus: a call to action. J Am Med Dir Assoc. 2013, vol. 14, p. 392-397.
4) Morley, J. E. et al. A simple frailty questionnaire (FRAIL) predicts outcomes in middle aged African Americans. J Nutr Health Aging. 2012, vol. 16: 601-608.

Further reading

① 障害者福祉研究会．ICF 国際生活機能分類 − 国際障害分類改定版 − ．中央法規, 東京, 2002.
② 岩本俊彦, 羽生春夫．高齢者医療における「Dr.SUPERMAN」のすすめ．日本医事新報. 2013, vol. 4649, p. 54-59.

I -3. ADL と QOL

●クリニカルパール

- ADL は BADL, IADL, AADL の3種類に分類できる.
- AADL は趣味, 余暇, スポーツ, ボランティア, 仕事など個別性の高い活動である.
- 比較的健康の場合には健康関連 QOL より, AADL, 非健康関連 QOL, 生き甲斐が重要である.

●ADL

　ADL は BADL（Basic Activity of Daily Living：基本的日常生活活動）, IADL（Instrumental ADL：手段的日常生活活動）, AADL（Advanced ADL：高度日常生活活動）の3種類に分類できる（**Box Ⅰ-3-1**）.

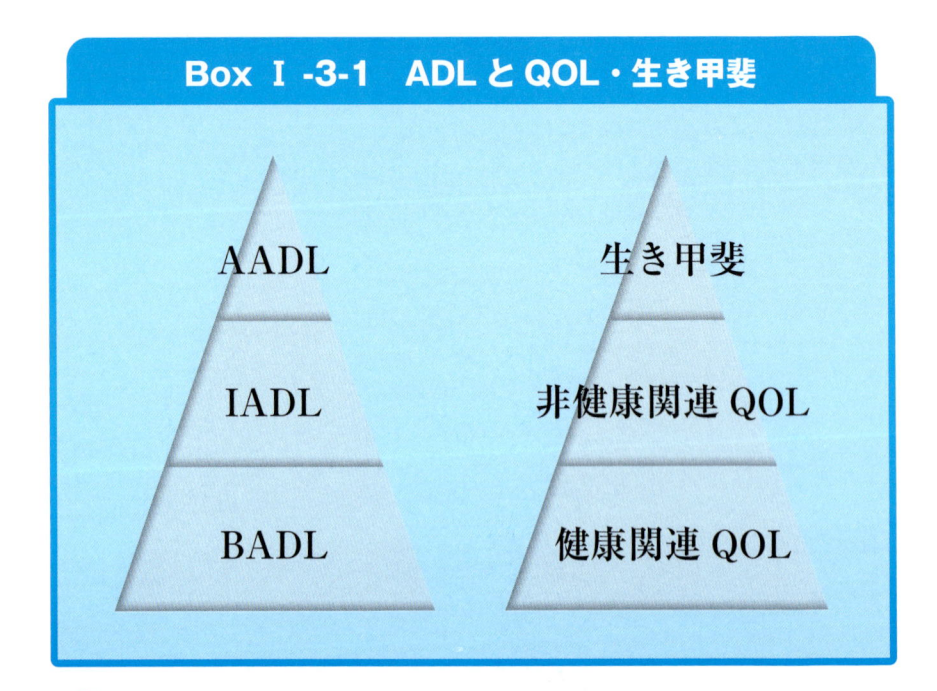

Box Ⅰ-3-1　ADL と QOL・生き甲斐

AADL
IADL
BADL

生き甲斐
非健康関連 QOL
健康関連 QOL

Box Ⅰ-3-2 Barthel Index

1 食事
 10：自立，自助具などの装着可，標準的時間内に食べ終える
 5：部分介助（たとえば，おかずを切って細かくしてもらう）
 0：全介助

2 車椅子からベッドへの移動
 15：自立，ブレーキ，フットレストの操作も含む
 10：軽度の部分介助または監視を要する
 5：座ることは可能であるがほぼ全介助
 0：全介助，不可能

3 整容
 5：自立（洗面，整髪，歯磨き，ひげ剃り）
 0：部分介助，不可能

4 トイレ動作
 10：自立，衣服の操作，後始末を含む
 5：部分解除，体を支える，衣服，後始末に介助を要する
 0：全介助，不可能

5 入浴
 5：自立
 0：部分介助，不可能

6 歩行
 15：45 M以上の歩行，補装具（車椅子，歩行器は除く）の使用の有無は問わない
 10：45 M以上の介助歩行，歩行器の使用を含む
 5：歩行不能の場合，車椅子にて 45 M以上の操作可能
 0：上記以外

7 階段昇降
 10：自立，手すりなどの使用の有無は問わない
 5：介助または監視を要する
 0：不能

8 着替え
 10：自立，靴，ファスナー，装具の着脱を含む
 5：部分介助，標準的な時間内，半分以上は自分で行える
 0：上記以外

9 排便コントロール
 10：失禁なし，浣腸，坐薬の取り扱いも可能
 5：ときに失禁あり，浣腸，坐薬の取り扱いに介助を要する者も含む
 0：上記以外

10 排尿コントロール
 10：失禁なし，収尿器の取り扱いも可能
 5：ときに失禁あり，収尿器の取り扱いに介助を要する者も含む
 0：上記以外

● BADL

　BADLはすべての人が生活するために毎日繰り返し行う基本的な活動であり，食事，整容，更衣，排泄，移動，入浴が含まれる．Barthel IndexやFIM（Functional Independence Measure：機能的自立度評価表）などで定量化できる．一人暮らしの脳卒中患者が家庭復帰するうえで特に重要なBADLは食事，移動，排泄であった[1]．

　現在よく使用されているBADL評価法は，Barthel Index[2]とFIM（機能的自立度評価表，Functional Independence Measure）[3]である．Barthel Indexは合計100点満点で評価し，点数が高いほどBADLの自立度が高くなる（**Box Ⅰ-3-2**）．

　FIMは運動13項目，認知5項目の合計18項目について，それぞれ1点（全介助）から7点（完全自立）で評価し，126点満点となる（**Box Ⅰ-3-3,4**）．

Box Ⅰ-3-3　FIMの項目

運動項目
　セルフケア：食事，整容，清拭，更衣（上半身），更衣（下半身），トイレ動作
　排泄コントロール：排尿コントロール，排便コントロール
　移乗：ベッド・椅子・車いす，トイレ，浴槽・シャワー
　移動：歩行・車いす，階段

認知項目
　コミュニケーション：理解，表出
　社会的認知：社会的交流，問題解決，記憶

Ⅰ-3. ADL と QOL

Box Ⅰ-3-4　FIM のレベル

採点基準	介助者	手出し	
7：完全自立	不要	不要	
6：修正自立	不要	不要	時間がかかる，補助具が必要，安全の配慮
5：監視・準備	必要	不要	監視，指示，促し
4：最小介助	必要	必要	75％以上自分で行う
3：中等度介助	必要	必要	50％以上，75％未満自分で行う
2：最大介助	必要	必要	25％以上，50％未満自分で行う
1：全介助	必要	必要	25％未満しか自分でおこなわない

Box Ⅰ-3-5　老研式活動能力指標

①バスや電車など公共交通機関を使って外出できますか？
②日用品の買い物ができますか？
③自分で食事の用意ができますか？
④請求書などの支払いができますか？
⑤預貯金の出し入れができますか？
⑥年金などの書類が書けますか？
⑦新聞を読みますか？
⑧雑誌・書籍を読みますか？
⑨健康に関心がありますか？
⑩友人を訪問しますか？
⑪家族の相談にのりますか？
⑫病人を見舞いますか？
⑬若い人に話しかけますか？

● IADL

　IADL は BADL より高次の活動であり，調理，洗濯，掃除，買い物，屋外移動（公共交通機関利用），服薬管理，金銭管理，電話・FAX・電子メールが含まれる．APDL（Activities Parallel to Daily Living，日常生活関連動作）とも言われる．BADL（特に食事，排泄，移動）が自立していればヘルパーなどの人的援助があれば独居可能であり，IADL が自立していれば人的援助がなくても独居可能である．

　IADL 評価法として，老研式活動能力指標がある[4]．これは **Box Ⅰ-3-5** の 13 問の質問により構成されていて，はい，いいえで回答する．それぞれ「はい」という回答に 1 点，「いいえ」という回答に 0 点を与え，単純に加算して合計得点を算出する．①～⑤で「手段的自立」，⑥～⑨で「知的能動性」，⑩～⑬で「社会的役割」についてそれぞれ質問している．

I-3. ADL と QOL

● AADL

　AADL は単に自立して生活する以上の活動であり，人生を楽しむための個別性の高い活動である[5]．普段楽しんでいる趣味，余暇，スポーツ，ボランティア，仕事，社会活動，友人との交流などが含まれる．ICF の活動と参加の第8章：主要な生活領域（教育，仕事と雇用，経済生活）と，第9章：コミュニティライフ・社会生活・市民生活は，AADL といえる．これらの詳細な分類を **Box I-3-6,7** に示す．

Q　なぜ AADL を確認する必要があるのでしょうか？

　BADL と IADL が自立していれば独居でも生活は可能であるため，診察場面ではそれでよいとなりがちである．しかし，BADL や IADL が自立することによる QOL の改善と，AADL ができることによる QOL の改善では，改善の意味が全く異なる．前者は負から原点への改善，後者は原点から正への改善といえる．AADL ができなくなることは，QOL・生き甲斐の低下に直結する．

　AADL の低下で軽度の認知機能低下を判断できるという報告がある[6,7]．一方，軽中度の認知症患者では比較的 AADL が保たれていて，むしろ IADL が低下するという報告もある[8]．AADL の低下は何らかの疾患・障害の徴候という場合もあるため，診察場面で定期的に AADL を確認することは有用と考える．

Box Ⅰ-3-6　ICFの活動と参加：主要な生活領域

教育
　d810 非公式な教育：家庭教育など
　d815 就学前教育：保育所など
　d820 学校教育
　d825 職業訓練
　d830 高等教育：大学，専門職教育機関など
　d839 その他の特定の，および詳細不明の，教育

仕事と雇用
　d840 見習研修（職業準備）
　d845 仕事の獲得・維持・終了
　　d8450 職探し
　　d8451 仕事の継続
　　d8452 退職
　　d8458 その他の特定の，仕事の獲得・維持・終了
　　d8459 詳細不明の，仕事の獲得・維持・終了
　d850 報酬を伴う仕事
　　d8500 自営業
　　d8501 非常勤雇用
　　d8502 常勤雇用
　　d8508 その他の特定の，報酬を伴う仕事
　　d8509 詳細不明の，報酬を伴う仕事
　d855 無報酬の仕事：ボランティアなど
　d859 その他の特定の，および詳細不明の，仕事と雇用

経済生活
　d860 基本的な経済的取引き：買物，貯蓄など
　d865 複雑な経済的取引き：ビジネス，商品売買など
　　d870 経済的自給
　　　d8700 個人の資産
　　　d8701 経済上の公的な資格・権利
　　　d8708 その他の特定の経済的自給
　　　d8709 詳細不明の経済的自給
　　d879 その他の特定の，および詳細不明の，経済生活
　d898 その他の特定の主要な生活領域
　d899 詳細不明の主要な生活領域

I-3. ADLとQOL

Box I-3-7　ICFの活動と参加：コミュニティライフ・社会生活・市民生活

d910 コミュニティライフ
　d9100 非公式団体：共通の趣味をもつ人々によって組織された団体に関与
　d9101 公式の団体：専門家（医師）などメンバーが限定されたグループに関与
　d9102 式典：結婚式，葬式に関与
　d9108 その他の特定のコミュニティライフ
　d9109 詳細不明のコミュニティライフ
d920 レクリエーションとレジャー
　d9200 遊び
　d9201 スポーツ
　d9202 芸術と文化：演劇，映画，博物館，美術館に行くこと，読書や楽器の演奏
　d9203 工芸
　d9204 趣味
　d9205 社交
　d9208 その他の特定の，レクリエーションとレジャー
　d9209 詳細不明の，レクリエーションとレジャー
d930 宗教とスピリチュアリティ
　d9300 宗教団体
　d9301 スピリチュアリティ：組織化された宗教以外の活動に関与
　d9308 その他の特定の，宗教とスピリチュアリティ
　d9309 詳細不明の，宗教とスピリチュアリティ
d940 人権：自己決定や自律の権利，自分の運命を管理する権利の享受
d950 政治活動と市民権：社会的，政治的，統治的活動に関与，選挙権，黙秘権など
d998 その他の特定の，コミュニティライフ・社会生活・市民生活
d999 詳細不明の，コミュニティライフ・社会生活・市民生活

● QOL・生き甲斐

　QOL・生き甲斐はHRQRL（health-related QOL：健康関連QOL），NHRQOL（non health-related QOL：健康に関連しないQOL），生き甲斐・幸福人生の満足の3種類に分類できる[9]（**Box Ⅰ-3-1**）．疾患・障害が重篤の場合には，下位項目であるHRQOLが重要となる．一方，比較的健康の場合には，上位項目である生き甲斐・幸福人生の満足がより重要となる．

　HRQOLは医療評価のためのQOLとして個人の健康に由来する事項に限定した概念である．HRQOL尺度は効用値尺度とプロファイル尺度に分類され，後者はさらに包括的尺度と疾患特異的尺度に分類される（**Box Ⅰ-3-8**）．

　NHRQOLは個人の健康とは直接の関連を認めないものであり，①personal-internal（人-内的），②personal-social（人-社会的），③external-natural environment（外的-自然環境），④external-social environment（外的-社会環境）の4領域に分類される[6]．それぞれの領域の構成要素には，①価値観・信条，望み・目標，人格，対処能力，②ソーシャル・ネットワーク，家族構成，ソーシャル・グループ，経済状態，就業状態，③空気，水，土地，気候，地理，④文化施設・機会，宗教施設・機会，学校，商業施設・機会，医療施設・サービス，行政・政策，安全，交通・通信，社会的娯楽施設，地域の気質・人口構成，ビジネス施設などが含まれる[10]．

　生き甲斐は何か他人や社会のために役立っているという意識や達成感が，QOLに加わったものである[11]．診療場面ではHRQRLがよければそれでよいとなりがちである．しかし，比較的健康の場合には，NHRQOLや生き甲斐のほうが重要である．自分自身の人生を考えてみても明らかであろう．

I -3. ADL と QOL

Box I -3-8　QOL の分類

効用値尺度：EQ-5D（EuroQol 5 Dimension），HUI（Health Utilities Index）など

プロファイル尺度
　　包括的尺度：SF-36（Short Form-36），SF-8，SIP（Sickness Impact Profile）など
　　疾患特異的尺度：GOHAI（Geriatric Oral Health Assessment Index），SWAL-QOL（Swallowing Quality of Life）など

●文献

1) 若林秀隆. 一人暮らしの脳卒中患者に対するリハビリテーションとその帰結. プライマリ・ケア. 2003, vol. 26, p. 102-110.

2) Mahoney, F. I.; Barthel, D. W. Functional evalation: The Barthel Index. Md State Med J. 1965, vol. 14, p. 61-65.

3) 千野直一監訳. FIM；医学的リハビリテーションのための統一的データセット利用の手引き (Fim version 3.0 日本語訳). 慶応義塾大学医学部リハビリテーション科, 1991

4) 古谷野亘, 他. 地域老人における活動能力の測定－老研式活動能力指標の開発発. 日本公衆衛生雑誌. 1987, vol. 34, p. 109-114.

5) Reuben, D. B. et al. A hierarchical exercise scale to measure function at the advanced activities of daily living (AADL) level. J Am Geriatr Soc. 1990, vol. 38: p. 855-861.

6) De Vriendt, P. et al. The process of decline in advanced activities of daily living: a qualitative explorative study in mild cognitive impairment. Int Psychogeriatr. 2012, vol. 24, p. 974-86.

7) De Vriendt, P. et al. The advanced activities of daily living: a tool allowing the evaluation of subtle functional decline in mild cognitive impairment. J Nutr Health Aging. 2013, vol. 17, p. 64-71.

8) Takechi, H. et al. Relative preservation of advanced activities in daily living among patients with mild-to-moderate dementia in the community and overview of support provided by family caregivers. Int J Alzheimers Dis. 2012: 418289.

9) 竹上未紗, 福原俊一. 誰も教えてくれなかったQOL活用法 第2版－測定結果を研究・診療・政策につなげる. 健康医療評価研究機構, 2012

10) 土井由利子. 総論－QOLの概念とQOL研究の重要性. J Natl Inst Public Health. 2004, vol. 53: 176-180.

11) 出村慎一, 他. 日本人高齢者のQOL評価－研究の流れと健康関連QOLおよび主観的QOL. 体育学研究. 2006, vol. 51, p.103-115.

Further reading

① 竹上未紗, 福原俊一. 誰も教えてくれなかったQOL活用法 第2版－測定結果を研究・診療・政策につなげる. 健康医療評価研究機構, 2012.

Ⅰ-4. SMARTな
ゴール設定

●クリニカルパール

・リハでは機能評価の後に必ず予後予測，ゴール設定を行う．
・Specific, Measurable, Achievable, Relevant, Time-bound なゴールを設定する．
・ゴール設定は仮説思考と捉える．

●リハとゴール設定

　リハではICFなどで機能評価をした後には必ず予後予測を行い，ゴールを設定する．ゴールを考えなくても機能評価の後にPT, OT, STを処方することは可能である．しかしこの場合，「おまかせリハ」となりがちである．一人前のPT, OT, STであれば，ゴールを設定する能力を有している．ただし，患者，家族にゴールを説明することは医師の仕事と考えているPT, OT, STが多い．「いつになったら食べられるようになるのか」，「今後よくなるのか」など患者，家族からの率直な質問に回答するためにも，適切なゴールを設定することが必要である．

Q　漠然としたゴール設定をしてしまいがちなのですが…

　「経口摂取の向上」や「BADLの改善」のように，漠然としたゴールを設定してしまうことがある．「経口摂取の向上」の場合，1日1回1口だけ介助でゼリーを摂取しても，1日3食常食を全量自立して摂取してもゴールを達成したことになる．「BADLの改善」の場合，便失禁が改善してもすべてのBADLが自立しても，ゴールを達成したことになる．このようなことを防ぐためには，SMARTなゴールを設定することが重要である．

I-4. SMARTなゴール設定

● SMARTなゴール

SMARTはBox I-4-1の言葉の頭文字である．SpecificとMeasurable以外は，複数の意味で使用されることがある．

Box I-4-1　SMARTなゴール

S：Specific
M：Measurable
A：Achievable, Attainable, Appropriate
R：Relevant, Result-based, Related, Realistic
T：Time-bound, Timely　短期ゴール（STG: Short Term Goal）と長期ゴール（LTG: Long Term Goal）

1）Specific：具体的

医療人だけでなく患者，家族にも理解できるように，明確で具体的な表現とする．ゴールが具体的であれば，リハプランを考えやすくなる．悪い例と良い例：「AADLの向上」と「社交ダンスを週1回継続」．

2）Measurable：測定可能

可能であれば数値化したゴールを設定する．数値化が難しいものは自立，監視，軽介助など具体的な言葉で表現する．それも難しい場合には，今後の見通しを改善，不変（維持），悪化のいずれかで判断する．
悪い例と良い例：「歩行能力の改善」と「公共交通機関を含めて屋外T杖歩行自立」．

3）Achievable：達成可能

適正な難易度のゴールを設定する．高すぎて達成できないゴールの場合，死ぬまで機能訓練を継続する訓練人生になる可能性がある．一方，低すぎて容易に達成できるゴールの場合，より高いゴールを達成できるにもかかわらず機能訓練を終了して，低いゴールにとどまる可能性がある．ゴールは仮説であるため，高めのゴールと低めのゴールを設定してもよい．

悪い例と良い例：「(屋内歩行が困難なのに) 屋外歩行自立」と「(屋外歩行が自立する可能性があるのに) 歩行は屋内のみで屋外は車椅子介助で移動」．

4) Relevant：切実・重要

患者，家族にとって切実で重要なゴールを設定する．ADL や QOL であれば Relevant といえる．一方，機能障害レベルのゴールに関しては，Relevant とはいえないことがある．

悪い例と良い例：「膝関節可動域 10 度改善」と「屋内つたい歩き自立」．

5) Time-bound：期限が明確

期限やスケジュールが明確なゴールを設定する．期限がなければゴールではない．期限が明確であれば，具体的な計画の策定，実施，進捗状況の確認が行いやすくなる．短期と長期のゴールをそれぞれ設定してもよい．

悪い例と良い例：「屋内歩行自立（期限なし）」と「1ヶ月後に屋内歩行自立」．

Q　ゴール設定の実際を教えてください．

●ゴール設定の実際

1) 一人で考えない

SMART なゴールの設定は難しい．リハの予後予測をある程度正確にできるようになれば，リハ科専門医レベルである．リハはチーム医療であるため，ゴールを一人で考えずに PT，OT，ST，リハ科専門医とディスカッションしながら考えるとよい．

2) 仮説思考と捉える

どんなにゴールを精緻に考えても，ゴールは仮説でしかない．仮説の構築→仮説の検証→検証結果の判断→仮説の再構築（進化）のサイクルを繰り返す仮説思考と捉えるとよい．この点は診断学と同様である．優

秀な医師と平凡な医師の違いの1つが，仮説思考の可否であると考える．最初はSMARTなゴールを設定できなくても，仮説思考を繰り返して振り返ることでゴール設定能力は徐々に向上する．

3) 見極めでもよい

　機能改善，機能維持，機能悪化の軽減のいずれかさえ判断が難しいことがある．このように先の見通しが現時点では不明な場合，「3食経口摂取に移行できるかどうかを2週間で見極める」といったゴールでもよい．ただし，いつまでに何を見極めるのかは明確にする．

●文献

Further reading

① ライトワークス（監修），江口夏郎，山川隆史．仮説思考．ファーストプレス，2007．

② Bovend'Eerdt, T. J.; Botell, R. E.; Wade, D. T. Writing SMART rehabilitation goals and achieving goal attainment scaling: a practical guide. Clin Rehabil. 2009, vol. 23, p. 352-361.

●コラム：ブレイン・マシン・インターフェース

　ブレイン・マシン・インターフェース（BMI）とは、脳と機械を直接つなぎ、脳機能を補填・増進させる技術の総称である．BMI には、感覚系を介して外界の情報を脳に取り込む入力型、脳内の情報処理過程に機械が介在する中枢介入型、脳活動を解読して外界に働きかける出力型の 3 種類がある．

　脳信号の読み取り方式では、直接、脳に電極を刺入して信号を読み取る侵襲型 BMI と、頭皮上から脳波などを観測する非侵襲型 BMI の 2 種類に分類できる．非侵襲的に脳からの信号を測定する方法には、脳波、陽電子断層撮影（PET）、機能的磁気共鳴画像（fMRI）、脳磁図（MEG）、近赤外分光法（NIRS）などがある．

　リハ領域では主に筋萎縮性側索硬化症（ALS）、脊髄損傷、脳卒中など脳機能障害患者を対象に、出力型の研究が行われている．例えば locked-in syndrome や頚髄損傷の患者が、パソコン上のカーソルを「考えるだけで」動かしたり、テレビのスイッチやチャンネルを操作したりすることができる．また、脳卒中などで重度の片麻痺が残存した患者に、BMI と機能訓練を併用することで、麻痺を改善できる可能性がある．

●参考

①週刊医学界新聞第 2959 号 2012 年 1 月 2 日、吉峰俊樹監修、日本発‼ブレイン・マシン・インターフェース新時代：http://www.igaku-shoin.co.jp/paperDetail.do?id=PA02959_01
②慶應義塾大学医学部リハビリテーション医学教室：
http://www.keio-reha.com/gyoseki/brain_machine_interface.htm

Ⅰ-5. 高齢者の
　　　リハビリテーション栄養

●クリニカルパール

- リハ栄養は，スポーツ栄養のリハ版である．
- 低栄養の原因には，侵襲，悪液質，飢餓があり，原因によって対応が異なる．
- サルコペニアの原因には，加齢，活動，栄養，疾患があり，原因によって対応が異なる．

　高齢者では，併存疾患（消化管疾患，悪性腫瘍，慢性臓器不全など）や加齢による摂食・嚥下機能低下，味覚と嗅覚の低下，歯を含めた口腔機能低下などのために低栄養を認めやすい．認知症やうつ病といった精神要因，併存疾患による多剤内服や薬剤副作用といった薬剤要因，独居や介護不足，経済的問題といった社会要因も，高齢者の栄養状態に悪影響を与える．さらに高齢者では若年者より予備力が少ないため，廃用症候群や低栄養に陥りやすい．そのため，高齢者の栄養評価と栄養管理は重要である．

●リハビリテーション栄養

　リハ栄養とは，栄養状態も含めて国際生活機能分類（ICF）で評価を行ったうえで，障害者や高齢者の機能，活動，参加を最大限発揮できるような栄養管理を行うことである．スポーツ栄養のリハ版であり，スポーツ栄養学や運動栄養学の知見を活用する．

　ICFの心身機能の中には，栄養関連の項目が含まれている．心身機能の第1レベルに，消化器系・代謝系・内分泌系の機能が，第2レベルに，摂食機能，消化機能，同化機能，体重維持機能，全般的代謝機能，水分・ミネラル・電解質バランスの機能がある．つまり，栄養障害は片麻痺，摂食・嚥下障害，呼吸機能障害などと同様に，機能障害の1つといえる．

　リハ栄養管理の主な内容は，低栄養や不適切な栄養管理下におけるリハのリスク管理，リハの時間と負荷が増加した状況での適切な栄養管理，

Ⅰ-5. 高齢者のリハビリテーション栄養

筋力・持久力などのさらなる改善の3つである．

Q 栄養状態を評価しないとリハもできないのですね？

リハ栄養評価のポイントは **Box Ⅰ-5-1** の5項目である．今後の栄養状態は，栄養も含めた全身状態と栄養管理の内容によって，改善，維持，悪化のいずれかと予測する．今後の栄養状態が悪化と予測される場合，体重，筋力，持久力は低下する可能性が高い．この状況で筋肉量増加を目的としたレジスタンストレーニングや持久力増強運動を行うと，かえって栄養状態が悪化して筋力や持久力が低下するので禁忌である．つまり，栄養状態を評価しないと，適切なリハの実施は不可能である．

Box Ⅰ-5-1 リハ栄養評価のポイント

項目	内容
栄養障害	栄養障害を認めるか評価する．何が原因か評価する．
サルコペニア	サルコペニア（広義）を認めるか評価する．何が原因か評価する．
嚥下障害	摂食・嚥下障害を認めるか評価する．
予後予測	現在の栄養管理は適切か，今後の栄養状態はどうなりそうか判断する．
訓練内容判断	機能改善を目標としたリハを実施できる栄養状態か評価する．

●低栄養の評価と病態

 高齢者の低栄養の評価には，簡易栄養状態評価表（MNA®-SF: mini nutritional assessment short form, **Box Ⅰ-5-2**）が有用である[1-4]．高齢者の22.8%に低栄養，46.2%に低栄養のおそれありを認めた[5]．
 成人低栄養の原因は，急性疾患・損傷（急性炎症，侵襲），慢性疾患（慢性炎症，悪液質），社会生活環境（飢餓）の3つに分類される．慢性の定義は，疾患が3ヶ月以上継続する場合である．

Q 低栄養の病態を解説してください．

 侵襲とは，生体の内部環境の恒常性を乱す可能性がある刺激である．具体的には手術，外傷，骨折，感染症，熱傷など急性の炎症である．侵襲下の代謝変化は，傷害期，異化期，同化期の3つの時期に分類される．
 傷害期では一時的に代謝が低下する．異化期では筋肉の蛋白質の分解が著明で，高度の侵襲では1日1kgの筋肉量が減少する．同化期では適切な理学療法と栄養管理の併用で，筋肉と脂肪の量を増やすことができる．
 悪液質とは，多くの要因による症候群である．従来の栄養サポートでは十分な回復が難しい骨格筋減少の進行を認める．脂肪は喪失することもしないこともある．食思不振や代謝異常の併発で蛋白とエネルギーのバランスが負になることが，病態生理の特徴である．悪液質の原因疾患には，がんだけでなく，慢性感染症（結核，エイズなど），膠原病（関節リウマチなど），慢性心不全，慢性腎不全，慢性呼吸不全，慢性肝不全，炎症性腸疾患などがある．これらの疾患を合併した患者に低栄養を認める場合，悪液質を疑う．悪液質の診断基準を**Box Ⅰ-5-3**に示す[6]．悪液質は慢性炎症であり，CRP0.3〜0.5mg/dl以上を認めることが多い．

Ⅰ-5. 高齢者のリハビリテーション栄養

Box Ⅰ-5-2　MNA®-SF

簡易栄養状態評価表
Mini Nutritional Assessment-Short Form
MNA®

Nestlé Nutrition Institute

氏名：

性別：　　　年齢：　　　体重：　　　kg　身長：　　　cm　調査日：

下の□欄に適切な数値を記入し、それらを加算してスクリーニング値を算出する。

スクリーニング

A 過去3ヶ月間で食欲不振、消化器系の問題、そしゃく・嚥下困難などで食事量が減少しましたか？
- 0 = 著しい食事量の減少
- 1 = 中等度の食事量の減少
- 2 = 食事量の減少なし

B 過去3ヶ月間で体重の減少がありましたか？
- 0 = 3 kg 以上の減少
- 1 = わからない
- 2 = 1〜3 kg の減少
- 3 = 体重減少なし

C 自力で歩けますか？
- 0 = 寝たきりまたは車椅子を常時使用
- 1 = ベッドや車椅子を離れられるが、歩いて外出はできない
- 2 = 自由に歩いて外出できる

D 過去3ヶ月間で精神的ストレスや急性疾患を経験しましたか？
- 0 = はい　　2 = いいえ

E 神経・精神的問題の有無
- 0 = 強度認知症またはうつ状態
- 1 = 中程度の認知症
- 2 = 精神的問題なし

F1 BMI (kg/m²)：体重(kg)÷身長(m)²
- 0 = BMI が19 未満
- 1 = BMI が19 以上、21 未満
- 2 = BMI が21 以上、23 未満
- 3 = BMI が23 以上

BMI が測定できない方は、**F1** の代わりに **F2** に回答してください。
BMI が測定できる方は、**F1** のみに回答し、**F2** には記入しないでください。

F2 ふくらはぎの周囲長(cm)：CC
- 0 = 31cm未満
- 3 = 31cm以上

スクリーニング値
(最大：14ポイント)

12-14 ポイント：　栄養状態良好
8-11 ポイント：　低栄養のおそれあり (At risk)
0-7 ポイント：　低栄養

Ref.　Vellas B, Villars H, Abellan G, et al. *Overview of the MNA® - Its History and Challenges.* J Nutr Health Aging 2006;10:456-465.
　　　Rubenstein LZ, Harker JO, Salva A, Guigoz Y, Vellas B: *Screening for Undernutrition in Geriatric Practice: Developing the Short-Form Mini Nutritional Assessment (MNA-SF).* J. Geront 2001;56A: M366-377.
　　　Guigoz Y, *The Mini-Nutritional Assessment (MNA®) Review of the Literature - What does it tell us?* J Nutr Health Aging 2006; 10:466-487.
　　　Kaiser MJ, Bauer JM, Ramsch C, et al. *Validation of the Mini Nutritional Assessment Short-Form (MNA®-SF): A practical tool for identification of nutritional status.* J Nutr Health Aging 2009; 13:782-788.
　　　® Société des Produits Nestlé, S.A., Vevey, Switzerland, Trademark Owners
　　　© Nestlé, 1994, Revision 2009. N67200 12/99 10M
　　　さらに詳しい情報をお知りになりたい方は、**www.mna-elderly.com** にアクセスしてください。

飢餓とは，エネルギーや蛋白質の摂取量が，消費量と比較して不足して低栄養になっていることである．マラスムス，クワシオルコル，マラスムス性クワシオルコル（混合型）に分類される．日本の高齢者の低栄養では，侵襲もしくは悪液質を認めることが多く，飢餓を合併することがある．飢餓のみが原因の低栄養は，うつ病などに限定される．

Box Ⅰ-5-3　悪液質の診断基準

以下の2つは必要条件
- 悪液質の原因疾患の存在
- 12ヶ月で5%以上の体重減少（もしくはBMI20未満）

その上で以下の5つのうち3つ以上に該当する場合に診断
①筋力低下
②疲労
③食思不振
④除脂肪指数（筋肉量）の低下
⑤検査値異常（CRP>0.5mg/dl, Hb<12.0g/dl, Alb<3.2g/dl）

●摂食・嚥下障害の評価

　摂食・嚥下のスクリーニングには，自記式の質問紙票であるEAT-10 (Eating Assessment Tool) が有用である．EAT-10は10項目の質問で構成されている (**Box Ⅰ-5-4**)[7]．それぞれ5段階（0点：問題なし，4点：ひどく問題）で回答し，合計点数が3点以上であれば嚥下の効率や安全性に問題があるかもしれないと判定する．ただし，摂食・嚥下障害の病識が全くない場合，0点となってしまう．このような場合には，摂食・嚥下障害のスクリーニングテストを実施する．

　摂食・嚥下障害のスクリーニングテストは，咽頭期の摂食・嚥下障害を否定するテストと，直接訓練（食べ物を使用した訓練）の可否を判断するテストに分類できる (**Box Ⅰ-5-5**)．

Box Ⅰ-5-4 EAT-10

嚥下スクリーニングツール(簡易嚥下状態評価票)使用説明書

EAT-10で、あなたの嚥下(飲み込み)機能の状態を評価することができます。
評価を始める前に、この説明書をよく読んで、説明に従って評価を進めてください。
(評価は4～5分で終了します)

A まず、評価票の1～10の質問について、下記を参考にお答えください。
答えは、0～4の中であなたの考えに最も近いものを選んで数字を記入してください。

● 質問1について:
あなたはこの3カ月の間に、飲み込みの問題が原因で
体重が減少しましたか?

0:問題なし　(体重は減少していない)
1:　　　　　(よくわからない)
2:　　　　　(この3カ月間で、0～1kg体重が減少した)
3:　　　　　(この3カ月間で、1～3kg体重が減少した)
4:ひどく問題(この3カ月間で、3kg以上体重が減少した)

● 質問2について:
この3カ月の間に、飲み込みの問題が原因で、自宅や病院/施設での
食事以外は食べたくないと思ったことがありますか?

0:問題なし　(全くそう思わなかった)
1:　　　　　(めったにそう思わなかった)
2:　　　　　(ときどきそう思うことがあった)
3:　　　　　(よくそう思った)
4:ひどく問題(いつもそう思った)

● 質問3～質問8について:
現在の生活の中で、あなたはどの程度そう感じますか?

0:問題なし　(全くそうは感じない　または、そういう問題はない)
1:　　　　　(めったにそうは感じない)
2:　　　　　(ときどきそう感じることがある)
3:　　　　　(よくそう感じる)
4:ひどく問題(いつもそう感じる)

● 質問9について:
あなたは食事をする時に、咳が出ますか?

0:問題なし　(全く出ない)
1:　　　　　(めったに出ない)
2:　　　　　(ときどき出ることがある)
3:　　　　　(よく出る)
4:ひどく問題(いつも出る)

● 質問10について:
あなたは飲み込む時に(精神的な、または身体的な)
ストレスを感じますか?

0:問題なし　(全くそう感じない　または
　　　　　　そういう問題はない)
1:　　　　　(めったにそうは感じない)
2:　　　　　(ときどきそう感じることがある)
3:　　　　　(よくそう感じる)
4:ひどく問題(いつもそう感じる)

B 次に、各質問でお答えいただいた数字の合計を、あなたの合計点数として
空欄に記入してください。(最高40点)

C 合計点数が3点以上の場合、嚥下(飲み込み)機能について
専門の医師にご相談することをお勧めします。

以上でEAT-10による評価は終了です。お疲れさまでした。

参考文献:EAT-10の有効性と信頼性については以下の論文で詳細に説明されています。
Belafsky PC, Mouadeb DA, Rees CJ, Pryor JC, Postma GN, Allen J, Leonard RJ. Validity and Reliability of the Eating Assessment Tool (EAT-10). Annals of Otology, Rhinology & Laryngology 2008; 117(12):919-924.

I -5. 高齢者のリハビリテーション栄養

Nestlé Nutrition INSTITUTE

EAT-10(イート・テン)
嚥下スクリーニングツール

氏名:　　　性別:　　　年齢:　　　日付:　年　月　日

目的

EAT-10は、嚥下の機能を測るためのものです。
気になる症状や治療についてはかかりつけ医にご相談ください。

A. 指示

各質問で、あてはまる点数を四角の中に記入してください。
問い:以下の問題について、あなたはどの程度経験されていますか?

質問1:飲み込みの問題が原因で、体重が減少した
0=問題なし
1
2
3
4=ひどく問題

質問2:飲み込みの問題が外食に行くための障害になっている
0=問題なし
1
2
3
4=ひどく問題

質問3:液体を飲み込む時に、余分な努力が必要だ
0=問題なし
1
2
3
4=ひどく問題

質問4:固形物を飲み込む時に、余分な努力が必要だ
0=問題なし
1
2
3
4=ひどく問題

質問5:錠剤を飲み込む時に、余分な努力が必要だ
0=問題なし
1
2
3
4=ひどく問題

質問6:飲み込むことが苦痛だ
0=問題なし
1
2
3
4=ひどく問題

質問7:食べる喜びが飲み込みによって影響を受けている
0=問題なし
1
2
3
4=ひどく問題

質問8:飲み込む時に食べ物がのどに引っかかる
0=問題なし
1
2
3
4=ひどく問題

質問9:食べる時に咳が出る
0=問題なし
1
2
3
4=ひどく問題

質問10:飲み込むことはストレスが多い
0=問題なし
1
2
3
4=ひどく問題

B. 採点

上記の点数を足して、合計点数を四角の中に記入してください。　　　合計点数(最大40点)

C. 次にすべきこと

EAT-10の合計点数が3点以上の場合、嚥下の効率や安全性について専門医に相談することをお勧めします。

Box Ⅰ-5-5　摂食・嚥下障害のスクリーニングテスト

スクリーニングテスト	咽頭期の嚥下障害を否定する	反復唾液嚥下テスト	30秒間で唾液を空嚥下してもらう。3回以上嚥下できれば正常、2回以下なら以上と判定する。
		30mℓの水飲みテスト	椅子座位で「この水をいつものように飲んでください」といって、30mℓの水を飲んでもらう。1回で5秒以内であれば正常範囲、5秒以上かかるか2回以上に分ける場合は疑い、むせる場合と飲みきれない場合は異常と判定する。
		頸部聴診法	水飲みテストのときに、甲状軟骨〜輪状軟骨の気管外側上皮膚面で嚥下音と呼吸音を聴診する。短く強い嚥下音と、その後の澄んだ呼吸音が正常である。長く弱い嚥下音、複数回の嚥下音、水泡様の嚥下音、嚥下後の喘鳴音・湿性音、呼吸音と嚥下音の連続音の場合には、咽頭収縮力の低下、咽頭残留、喉頭侵入、むせのない誤嚥を疑う。
		パルスオキシメーター	水飲みテストのときに酸素飽和度を評価する。テストの前後で酸素飽和度が3%低下したら、摂食・嚥下障害の可能性が高いと判定する。ただし、チェーンストークス呼吸などで呼吸性に酸素飽和度が変動する場合には、判定不能である。
	直接訓練の可否を判断する	フードテスト	ティースプーン1杯（3-4g）のプリンやゼリーを嚥下してもらう。口腔内が汚い時は、口腔ケアを行ってから実施する。嚥下あり、むせ・湿性嗄声・呼吸変化・口腔内残留があっても追加嚥下で残留が消失する場合に正常と判定する。口腔内の確認が必要である。頸部聴診法とパルスオキシメーターを併用する。
		改訂水飲みテスト	冷水3mℓを嚥下してもらう。嚥下あり、むせ・湿性嗄声・呼吸変化なしの場合に正常と判定する。頸部聴診法とパルスオキシメーターを併用する。

●運動によるエネルギー消費量

　運動によるエネルギー消費量の考慮には，身体活動の代謝当量（metabolic equivalent：メッツ）が参考になる．国立健康・栄養研究所のホームページ：改訂版『身体活動のメッツ（METs）表』に日本語版が掲載されている[8]．主な身体活動のメッツを **Box Ⅰ-5-6** に示す．運動によるエネルギー消費量は下記の式で計算できる．

1.05 ×体重（kg）×メッツ×時間（h）

　例えば体重50kgの患者が1日3時間，3メッツ程度の運動を行う場合，運動によるエネルギー消費量は

　1.05 × 50（kg）× 3（メッツ）× 3（時間）= 472kcal

となる．理論的には約7000kcalで1kgの体重増減が得られる．運動によるエネルギー消費量を考慮しない食事を提供していると，通常の食事を3食全量経口摂取していても体重が減少することがある．回復期リハ病棟では，機能訓練を毎日3時間，熱心に行う一方，食事での食事でのエネルギー摂取量が少ないために，入院患者のほぼ全員の体重が減少するダイエット病棟となっている施設もある．

Box Ⅰ-5-6　身体活動のメッツ

メッツ	身体活動
1.0	横になって静かにテレビを観る，睡眠
1.3	座って静かにする，立位で静かにする
1.5	座位：会話をする，食事をする
1.8	トイレ：座位，立位，しゃがんでの排泄
2.0	家の中を歩く，シャワーを浴びる（タオルで拭く，立位），身支度をする（手を洗う，髭を剃る，歯を磨く，化粧をする，座位，または立位）
2.5	着替え（立位，または座位）
2.8	歩行（3.2km/時，ゆっくり，平らで固い地面）
3.0	歩行（4.0km/時，平らで固い地面）
3.5	レジスタンストレーニング（複合的エクササイズ，様々な種類のレジスタンストレーニングを8-15回繰り返す），階段を降りる，歩行（4.5-5.1km/時，ほどほどの速さ，平らで固い地面）
4.0	階段を上る（ゆっくり）
5.0	歩行（6.4km/時，平らで固い地面，とても速い）
6.0	レジスタンストレーニング（ウェイトリフティング，フリーウェイト，マシーンの使用），パワーリフティング，ボディービルディング，きつい労力
8.8	階段を上る（速い）

Ⅰ-5. 高齢者のリハビリテーション栄養

●サルコペニア

　サルコは筋肉,肉,ペニアは減少,喪失を意味するギリシャ語であり,サルコペニアは筋肉減少症,筋減弱症という意味となる．狭義では加齢による筋肉量低下,広義ではすべての原因による筋肉量低下,筋力低下および身体機能低下である．The European Working Group on Sarcopenia in Older People（以下,EWGSOP）では,サルコペニアを進行性,全身性に認める筋肉量減少と筋力低下であり,身体機能障害,QOL低下,死のリスクを伴うと定義した[9]．EWGSOPではサルコペニアの原因を,原発性（加齢のみ）と二次性（活動,栄養,疾患）に分類している（**Box Ⅰ-5-7**）．

　サルコペニアの診断基準として,EWGSOPは筋肉量低下（例：若年の2標準偏差以下）を認め,筋力低下（例：握力：男<30kg,女<20kg）もしくは身体機能低下（例：歩行速度0.8m/s以下）を認めた場合としている．筋肉量低下のみ認める場合を前サルコペニア,筋肉量低下,筋力低下,身体機能低下のすべてを認める場合を重度サルコペニアと診断する．

　下方らは,普通歩行速度1m/s未満,もしくは握力が男性25kg未満,女性20kg未満である場合に脆弱高齢者と判断し,脆弱高齢者のうちBMI 18.5 kg/m^{2}未満もしくは下腿周囲長30cm未満である場合をサルコペニアとする日本人高齢者の簡易基準を作成した[10]．この診断基準であれば,日常診療でサルコペニアの有無を判定できる．

Q サルコペニアの原因によって,対応も異なるのですね？

67

Box I-5-7　サルコペニアの原因

原発性サルコペニア
加齢の影響のみで，活動・栄養・疾患の影響はない
二次性サルコペニア
活動によるサルコペニア：廃用性筋萎縮，無重力
栄養によるサルコペニア：飢餓，エネルギー摂取量不足
疾患によるサルコペニア
　侵襲　：急性疾患・炎症（手術，外傷，熱傷，急性感染症など）
　悪液質：慢性疾患・炎症（がん，慢性心不全，慢性腎不全，慢性呼吸不全，
　　　　　慢性肝不全，膠原病，慢性感染症など）
　原疾患：筋萎縮性側索硬化症，多発性筋炎，甲状腺機能亢進症など

●サルコペニアの対応

　サルコペニアに対してはその原因にあわせた介入が必要であり，リハ栄養の考え方が有用である．加齢が原因の場合，レジスタンストレーニングが最も効果的である．BCAA（分岐鎖アミノ酸）も有用であり，レジスタンストレーニング直後の摂取が望ましい．

　活動が原因の場合，不要な安静や禁食を避けて，四肢体幹や嚥下の筋肉量を低下させないことが最も重要である．早期離床，早期経口摂取を目指したリハで廃用症候群を予防する．

　栄養が原因の場合，エネルギー消費量と栄養改善を考慮した栄養管理を行う．1日エネルギー消費量＝1日エネルギー摂取量の場合，現在の栄養状態を維持できても栄養改善は困難である．飢餓の改善を目指す場合，1日エネルギー必要量＝1日エネルギー消費量＋エネルギー蓄積量（200〜750kcal程度）とする．

　飢餓の場合，レジスタンストレーニングや持久力増強訓練は禁忌である．しかし1日中，安静臥床にしていれば廃用性筋萎縮が進行する．そのため，早期離床や機能維持を目標として，2メッツ以下を目安に関節

I -5. 高齢者のリハビリテーション栄養

可動域訓練，ADL 訓練，座位・立位・歩行訓練などを短時間行う．

疾患が原因の場合，原疾患の治療が最も重要であるが，適切な栄養療法と運動療法も重要である．侵襲の異化期では，多くの外因性エネルギー（経口摂取，経管栄養，静脈栄養）を投与しても筋肉の蛋白質の分解を抑制できないため，栄養状態の悪化防止を目標とする．異化期の 1 日エネルギー投与量は，内因性エネルギーを考慮して 15～30kcal/kg/day を目安とする．一方，同化期では 1 日エネルギー必要量＝ 1 日エネルギー消費量＋エネルギー蓄積量とする．異化期か同化期かの判断として，CRP が 3mg/dl を下回った場合に同化期と考える目安がある．

異化期では筋肉量増加を目的としたレジスタンストレーニングは禁忌であり，早期離床と機能維持を目標とする．同化期では機能改善を目標に，レジスタンストレーニングも含めた積極的な機能訓練を行う．1 日エネルギー摂取量≧ 1 日エネルギー消費量であれば，長時間の持久力増強訓練や 3 メッツ以上の身体活動も実施可能である．

前悪液質と悪液質では，栄養管理単独での栄養改善には限度がある．高蛋白質食（1.5g/kg/day）や n-3 脂肪酸（エイコサペンタエン酸 2-3g/ 日）の投与が有効という報告もある．運動（有酸素運動，レジスタンストレーニング）には抗炎症作用があり，運動による抗炎症作用で慢性疾患の炎症を改善できれば，食欲と栄養状態の改善を期待できる．不応性悪液質では，緩和医療の一環として，QOL を低下させないリハ栄養管理を行う．

神経筋疾患では，原疾患の進行による筋肉量・筋力低下は避けられないことが多い．ただし，飢餓と廃用の予防に十分留意する．原疾患による筋萎縮に活動と栄養（飢餓）によるサルコペニアを合併した場合，適切なリハ栄養管理でサルコペニアを一時的に改善できることがある．

●文献

1) Vellas, B. et al. Overview of the MNA® - Its history and challenges. J NutrHealth Aging . 2006, vol. 10, p. 456-465.
2) Rubenstein, L. Z. et al. Screening for undernutrition in geriatric practice: Developing the Short-Form Mini Nutritional Assessment (MNA-SF). J Geront. 2001, 56A: M366-377.
3) Guigoz Y. The Mini-Nutritional Assessment (MNA®) review of the literature - What does it tell us? J Nutr Health Aging. 2006, vol. 10, p. 466-487.
4) MNA® Mini Nutritional Assessment. Available from: http://www.mna-elderly.com/forms/mini/mna_mini_japanese.pdf
5) Kaiser, M. J.; Bauer, J. M. et al. Frequency of malnutrition in older adults: a multinational perspective using the Mini Nutritional Assessment. J Am Geriatr Soc. 2010; 58: 1734-1738.
6) Evans, W. J. et al. Cachexia: a new definition. Clin Nutr . 2008, vol. 27, p. 793-799.
7) Belafsky, P. C. et al. Validity and reliability of the Eating Assessment Tool (EAT-10). Ann Otol Rhinol Laryngol . 2008, vol. 117, p. 919-924.
8) 国立健康・栄養研究所：改訂版『身体活動のメッツ（METs）表』Available from: http://www0.nih.go.jp/eiken/programs/2011mets.pdf
9) Cruz-Jentoft , A. J. et al. Sarcopenia: European consensus on definition and diagnosis. Age Ageing. 2010, vol. 39: 412-423.
10) 下方浩史，安藤富士子．サルコペニア─研究の現状と未来への展望─1．日常生活機能と骨格筋量，筋力との関連．日老医誌．, 2012, vol. 49, p. 195-198.

Further reading
①若林秀隆：リハビリテーション栄養ハンドブック．医歯薬出版，2010．
②若林秀隆：リハビリテーション栄養ケーススタディ－臨床で成果を出せる30症例．医歯薬出版，2011．
③若林秀隆：リハビリテーション栄養Q&A．中外医学社，2013．

Ⅱ-1. 脳卒中
CKD に対して蛋白質制限を行わなかった脳卒中のケース

●クリニカルパール

- CKD の G3 で蛋白尿を認めない場合，回復期リハ病棟入院中限定で蛋白質制限を行わない．
- 運動をしている高齢者では，蛋白質の摂取量を多くする．
- 評価時に BADL と同時に AADL を考えることが，BADL の自立に有用である．

● Case

71歳男性，脳梗塞

高血圧症，糖尿病，慢性腎臓病（以下，CKD）を認めるが，ADL，IADL とも自立していた．AADL は競馬が生き甲斐で毎週土曜日と日曜日に，自宅近くの競馬の場外馬券売り場に出かけていた．突然，左片麻痺を認め，急性期病院に入院．頭部 MRI にて脳梗塞（右放線冠，ラクナ梗塞）と診断された．保存的加療と急性期リハ（PT20分，OT20分）を施行された後，リハ継続目的にて発症14日後，回復期リハ病院に転院となった．

転院時 JCS0，血圧130/78mmHg，脈拍74bpm・整，JCS0，左片麻痺はブルンストロームステージで上肢3，手指2，下肢3と重度．感覚は表在覚，深部覚とも正常．高次脳機能障害は注意障害のみ．構音障害，嚥下障害はほとんど認めない．ADL は車椅子ベースで食事，整容，排泄コントロールのみ自立．座位可能，立位介助．Barthel Index40点，FIM78点（運動46点，認知32点）．週7日，1日3時間の PT，OT をオーダーした．

Ⅱ-1. 脳卒中

● CGA（Dr.SUPERMAN）

S: Sensation
　視覚障害
　問:「新聞の文字が読めますか？」○補（　）　□障害なし・☑いくらか・□かなり
　聴覚障害
　問:「耳が遠くなりましたか？」　○補（　）　☑障害なし・□いくらか・□かなり

U: Understanding of speech　言語理解障害
　コミュニケーションの良否を印象で評価
　　　　　　　　　　　　　　　　　　☑障害なし・□いくらか・□かなり

PER: Pharmacy & key PERson
　服薬状況
　問:「今，飲んでいる薬は？何種類？」　　□無・☑有（　3　種類）
　内容：ノルバスク(5)1T1x，グリミクロン(40)1T1x，バイアスピリン(100) 1T1x
　「薬を間違わずに飲めますか？」　☑可（服薬管理者＋／⊖）・□不可
　介護者
　問:「同居している家族は何人ですか？」　家族の数＝2人　　□独居
　「頼りにしている人はどなたですか？」　キーパーソン：妻

M: 3M's（M1=mentality, M2=mobility, M3=micturition）
　M1　認知障害
　問:「今年は何年ですか？」　☑正（2013年）・□誤・無答
　「昨日の夕食でおかずは何でしたか？」　☑正（情報確認⊕）・□誤・無答
　「100引く7は？さらに7を引くと」　93, 86　☑正・□誤・無答
　うつ（活動性）
　問:「元気がなくなったと感じますか？」　□なし・☑いくらか・□かなり
　「昼間は何をしていますか？」（昼寝は？）（　リハ，座位　，－／⊕）
　「外出回数は？不眠／睡眠薬は？」　　外出　0　回／週，不眠／睡眠薬
　M2　上肢機能障害
　指示：（近位筋）「万歳できますか？」　□障害なし・□いくらか・☑かなり

73

(遠位筋)「親指とほかの指とで輪を作ってください」
　　　　　　　　　　　　　　　□障害なし・□いくらか・☑かなり

下肢機能障害
　問:「過去1年間に転倒したことは？」　□なし（寝たきり−／＋）・☑あり
　指示:「今から立って3m先まで歩き，ターンして早く戻って座ってください
　○補（　）□可（ふらつき−／＋）・☑不可　時間（　　秒）□14秒以上
　(代):「足を揃えて／片足でできるだけ立っていてください」時間計測
　　　　　10秒間まで
　　　　　□立位可（動揺−／＋）・□不可　片脚（左／右　／　秒）□＜3秒
摂食・嚥下障害　問:「食欲は？食事中ムセ込みは？」
　　　　　　　　　　　　　　食欲⊕／−□，ムセ込み⊖／＋□
「寝る前に口腔ケアをしていますか？」　☑いる・□ときどき・□なし
M3　排尿障害
　問:「夜寝ている間に何回尿に起きましたか？」　□なし・☑1〜2回・□3回以上
　　「そのとき，間に合わないことは？」　失禁（⊖／＋□）（　　回／週）
A: Activity of daily living　　ADL-IADL障害
　問:「1人で次のことができますか？」□障害なし・□いくらか・☑かなり
　(欄外ADL):「トイレに行けますか？」
　　　　　　　　　要介助項目（○）：To, Tr, Mo, St, Dr, Ba, Wa, Sh, Pr, HK
「着替え／入浴・散歩／買い物は？」
　　　　　　　　　要支援項目（△）：
N: Nutrition　栄養障害
　問:「過去3カ月間での体重減少は？」
　　　　　　　　　　□なし・□いくらか・☑かなり（　2　kg）
「BMI（23.5）／下腿周囲長（　34　）」　BMI/CC　□＜23/CC＜31
「むくみは？」　　　　　　　　　　浮腫（−／⊕☑）

*ADL：排便 Bo, 排尿 Bl, トイレの使用 To, 食事 Fe, 移乗 Tr, 移動 Mo, 階段昇降 St, 更衣 Dr, 入浴 Ba, 整容 Gr, 電話 Te, 散歩 Wa, 買い物 Sh, 食事の支度 Pr, 家事 HK

Ⅱ-1. 脳卒中

● ICF

健康・病気	脳梗塞，高血圧症，糖尿病，CKD
心身機能障害	左片麻痺（障害），注意機能（障害）
活動制限	歩行（制限），馬券購入（制限）
参加制約	家庭復帰（困難），競馬の場外馬券売り場への外出（困難）
個人因子	71歳男性，外向的，競馬が生き甲斐
環境因子	3人暮らし，マンション5階（エレベーターあり），横浜在住，介護保険申請中，身体障害者手帳なし

●リハ栄養評価

①栄養障害を認めるか．何が原因か．

身体計測：身長170cm，体重68kg（健常時体重70kg），BMI23.5，体重減少率2.9%（過去2週間），下腿周囲長34cm，浮腫麻痺側のみあり，握力右37kg，左0kg．

検査値：白血球数7400/mm^3，リンパ球数2146/mm^3，ヘモグロビン13.9g/dl，アルブミン3.8g/dl，総コレステロール208mg/dl，CRP0.05mg/dl，HbA1c6.6%，BUN16mg/dl，Cre1.4mg/dl，eGFR39.5ml/min/1.73m^2，尿蛋白，尿アルブミン尿とも正常（CKDはG3bA1）．

MNA-SF：8点

以上より低栄養のおそれありと判断．

②サルコペニア（広義）を認めるか．何が原因か

サルコペニアを認めない．

③摂食・嚥下障害を認めるか．

常食を全量経口摂取可能．EAT-10で2点．摂食・嚥下障害を認めない．

④現在の栄養管理は適切か，今後の栄養状態はどうなりそうか．

基礎エネルギー消費量（Harris-Benedict 式）1372kcal

全エネルギー消費量：活動係数 1.5，ストレス係数 1.0 で 2058kcal．

エネルギー摂取量：糖尿病，CKD のため 1 日 1700kcal（25kcal/kg），蛋白質 50g（0.74g/kg）に制限．

摂取量−消費量＝− 358kcal とエネルギーバランスは負であるが，糖尿病であるためこれで経過観察とした．今後の栄養状態は悪化すると予測．

⑤機能改善を目標としたリハを実施できる栄養状態か．

　エネルギーバランスは負であるが，侵襲を認めず機能改善を目標としたリハを実施する．

種類	目標	内容	時間
PT	機能改善	起居動作訓練，ADL 訓練，立位・歩行訓練など	120 分
OT	機能改善	左上肢機能訓練，ADL 訓練，認知機能訓練など	60 分

● SMART なゴール設定

STG（1M）：屋内歩行自立の見極め．車椅子ベースで ADL 一部自立（移乗自立）．体重維持．

LTG（5M）：歩行ベースで家屋内 ADL 全自立．場外馬券売り場への外出が介助で可能．体重維持．

●経過

　リハは毎日3時間実施可能であった．1ヶ月後に片麻痺には大きな変化を認めなかったが，移乗動作が自立してBarthel Indexは60点に改善した．しかし，体重は3kg減少し65kgとなった．検査値ではHbA1c6.3%，Cre1.3mg/dlとそれぞれ若干低下した．1日1700 kcalの食事の継続では，入院中に10kg以上，体重減少することが予測された．そのため，栄養ケアプランを1日2200kcal（34kcal/kg），蛋白質90g（1.4g/kg）に変更した．食事を1日2000kcal，蛋白80gとして，PT直後に栄養剤を1本（200kcal，蛋白10g）摂取とした．

　その後4か月では，月1回の血液検査でHbA1c，Creとも悪化を認めず，体重は65kgを維持できた．退院前の検査値はHbA1c6.2%，Cre1.2mg/dl，eGFR46.8ml/min/1.73m^2，尿蛋白，尿アルブミン尿とも正常（CKDはG3aA1）．重度の片麻痺は残存したが，T杖と短下肢装具を使用して歩行ベースで家屋内ADLがすべて自立した．介護保険は要介護2，身体障害者手帳は肢体不自由1級で申請した．住宅改修（浴室とトイレに手すり設置，浴室に入浴用椅子，すべり止めマット，スノコ導入）を行ったうえで自宅退院となった．退院時Barthel Indexは100点．

　自宅退院後は入院中より活動量が減少するが，週末は場外馬券売り場に出かけるため，栄養ケアプランを1日1900kcal（29kcal/kg），蛋白60g（0.92g/kg）とした．退院当初は家族の介助で場外馬券売り場に出かけていたが，退院3か月後には一人で場外馬券売り場まで外出できるようになった．体重は66kgで，HbA1c6.4%，Cre1.2mg/dlと糖尿病，CKDの悪化を認めなかった．

Q この症例では機能訓練によるエネルギー消費量はどのくらいでしょうか？

　回復期リハ病棟では毎日3時間の機能訓練を実施可能であり，実際に行うことが少なくない．そのため，機能訓練によるエネルギー消費量が多くなる．例えば今回の症例でPTを3メッツで2時間，OTを2メッツで1時間とした場合のエネルギー消費量は，
　1.05 × 68（体重kg）× 3（メッツ）× 2（時間）＋ 1.05 × 68 × 2 × 1 ＝ 571kcal
となる．基礎エネルギー消費量1372kcalを加えると1943kcalとなり，1日1700kcalの食事では体重減少することが明らかである．実際にはさらに病棟看護師によるADL訓練や病棟生活でのエネルギー消費量も加わるため，1ヶ月で3kgの体重減少を認めた．

Q この症例で蛋白制限を行わなかったのなぜですか？

　糖尿病ではエネルギー制限，CKDでは蛋白制限をしがちである[1,2]．活動量が少ない高齢者の場合，エネルギー・蛋白制限が疾患コントロールのために重要である．一方，活動量が多い高齢者の場合，活動によるエネルギー消費量や，筋肉量増加を考慮すると，エネルギー・蛋白質の追加が必要となる[3]．回復期リハ病棟入院中に限定すれば，今回の症例のように1日2200kcal（34kcal/kg），蛋白質90g（1.4g/kg）とエネルギー・蛋白質制限を行わなくても，糖尿病やCKDの悪化を認めずに栄養状態を維持できることが多い．ただし，G3aで高度蛋白尿，G3bで軽度蛋白尿，G4，G5（eGFR30未満）で透析導入前の場合には，蛋白質を制限する．

　70代で重度の片麻痺を認める場合，歩行自立は難しいことが多い．今回の症例では，感覚障害や著明な高次脳機能障害を認めなかったことと，場外馬券売り場への外出という明確な目標と動機があったことが，屋外歩行自立につながったと考える．BADLだけでなく同時にAADLを考えることが，BADLの自立に有用である．

II-1. 脳卒中

●文献

Further reading

1) 日本腎臓学会編：CKD 診療ガイド 2012. 東京医学社, 2012. (以下の HP より全文閲覧可能. http://www.jsn.or.jp/guideline/pdf/CKDguide2012.pdf)

2) 日本腎臓学会編：エビデンスに基づく CKD 診療ガイドライン 2013. 東京医学社, 2013. (以下の HP より全文閲覧可能. http://www.jsn.or.jp/guideline/ckdevidence2013.php)

3) Bauer, J, et al. Evidence-based recommendations for optimal dietary protein intake in older people: a position paper from the PROT-AGE study group. J Am Med Dir Assoc. 2013, vol. 14: 542-559. (以下の HP より全文閲覧可能. http://www.jamda.com/article/S1525-8610(13)00326-5/fulltext)

●コラム：HAL

　HAL（Hybrid Assistive Limb）とは、体に装着することで身体機能を補助・増幅・拡張できる自立動作支援ロボットである．全身一体型と下半身型の2種類ある．人が筋肉を動かそうとしたとき、脳から運動ニューロンを介して筋肉に神経信号が伝わる．その際、皮膚表面に漏れ出してくる微弱な生体電位信号を読み取り、その信号を基にパワーユニットを制御して、装着者の筋肉の動きと一体的に関節を動かす．これによって動作支援が可能となり、下肢に麻痺や筋力低下を認める高齢者の歩行機能をサポートできる．

　より少ない筋力で歩行可能となるため、高齢者によっては使用する価値がある．一方、体重80kg以上、妊娠中の女性、心臓ペースメーカーなど能動型埋め込み医療機器を使用、骨粗鬆症、一人で座位保持困難、下肢の変形がある場合には、HAL装着の適応はない．現在、個人向けのレンタルは行っていないが、医療・介護福祉等の施設向けにレンタル・リースを行っている．

●参考

①大和ハウス工業ホームページ
http://www.daiwahouse.co.jp/robot/hal/index.html
②サイバーダインホームページ
http://www.cyberdyne.jp/robotsuithal/index.html

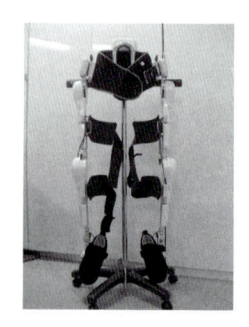

Ⅱ-2. 老年症候群

老年症候群が進行し大腿骨近位部骨折を受傷したケース

●クリニカルパール

・老年症候群では常に低栄養の存在を疑う．
・低栄養の場合，安易にレジスタンストレーニングを指導しない．
・老年症候群の早期発見には，AADLの低下が有用である．

● Case

80歳女性，高血圧症，両変形性膝関節症

7年前に夫が他界後，一人暮らしで生活していた．ADL，IADLはすべて自立していて，仲の良い近所の友達と一緒に外出や旅行をすることが多かった．娘は隣県で家族と生活していて，1か月に1回程度は様子を見にきていた．

半年前に仲の良かった近所の友達が他界後，外出や旅行の機会が少なくなった．最近では週に2回程度，近くのスーパーに買い物に出かけるのと，月に1回診察に出かける以外は，外出することがなくなった．体重はこの半年で5kg減少した．歩く速度が遅くなり，階段の上り下りが疲れやすくなってきた．この2か月で2回，転倒したが骨折には至らなかった．食事の時にムセることが多くなってきた．娘も母親の元気がなくなっているのを気にしていた．本日，娘と一緒にクリニックを受診した．

● CGA（Dr.SUPERMAN）

S: Sensation

　視覚障害
　　問：「新聞の文字が読めますか？」○補（　）　☑障害なし・□いくらか・□かなり
　聴覚障害
　　問：「耳が遠くなりましたか？」　○補（　）　□障害なし・☑いくらか・□かなり

U: Understanding of speech　言語理解障害
　コミュニケーションの良否を印象で評価
　　　　　　　　　　　　　　　　　　　☑障害なし・□いくらか・□かなり

PER: Pharmacy & key PERson

　服薬状況
　　問：「今，飲んでいる薬は？何種類？」　　□無・☑有（　2　種類）
　　内容：レニベース(5)1T1x、ロキソニン(60) 疼痛時
　　「薬を間違わずに飲めますか？」　☑可（服薬管理者＋／⊖）・□不可
　介護者
　　問：「同居している家族は何人ですか？」　家族の数＝0 人　　☑独居
　　「頼りにしている人はどなたですか？」　キーパーソン：娘

M: 3M's（M1=mentality, M2=mobility, M3=micturition）

M1　認知障害
　　問：「今年は何年ですか？」　☑正（2013 年）・□誤・無答
　　「昨日の夕食でおかずは何でしたか？」☑正（情報確認⊕）・□誤・無答
　　「100 引く 7 は？さらに 7 を引くと」　93, 86　☑正・□誤・無答
　うつ（活動性）
　　問：「元気がなくなったと感じますか？」　□なし・☑いくらか・□かなり
　　「昼間は何をしていますか？」（昼寝は？）（テレビを見る, 座位　, －／⊕）
　　「外出回数は？不眠／睡眠薬は？」　　　外出　2 回／週，不眠／睡眠薬
M2　上肢機能障害
　　指示：(近位筋)「万歳できますか？」　☑障害なし・□いくらか・□かなり

（遠位筋）「親指とほかの指とで輪を作ってください」

☑障害なし・□いくらか・□かなり

下肢機能障害

問：「過去1年間に転倒したことは？」　□なし（寝たきり－／＋）・☑あり

指示：「今から立って3m先まで歩き，ターンして早く戻って座ってください」

○補（　）☑可（ふらつき－／⊕）・□不可　　時間（14秒）☑14秒以上

（代）：「足を揃えて／片足でできるだけ立っていてください」時間計測

　　　　10秒間まで

　　　　　□立位可（動揺－／＋）・□不可　片脚（左／右　／　秒）　□＜3秒

摂食・嚥下障害　　問：「食欲は？食事中ムセ込みは？」

食欲＋／⊖☑，ムセ込み－／⊕☑

「寝る前に口腔ケアをしていますか？」　□いる・☑ときどき・□なし

M3　排尿障害

問：「夜寝ている間に何回尿に起きましたか？」　☑なし・□1～2回・□3回以上

「そのとき，間に合わないことは？」　失禁（⊖／＋□）（　　回／週）

A: Activity of daily living　　ADL-IADL障害

問：「1人で次のことができますか？」□障害なし・☑いくらか・□かなり

（欄外ADL）：「トイレに行けますか？」

要介助項目（○）：

「着替え／入浴・散歩／買い物は？」

要支援項目（△）：Sh, Pr, HK

N: Nutrition　　栄養障害

問：「過去3カ月間での体重減少は？」

□なし・□いくらか・☑かなり（　3　kg）

「BMI（17.8）／下腿周囲長（　　　　）」　　BMI/CC　☑＜23/CC＜31

「むくみは？」　　　　　　　　　　　　　浮腫（⊖／＋□）

*ADL：排便 Bo, 排尿 Bl, トイレの使用 To, 食事 Fe, 移乗 Tr, 移動 Mo, 階段昇降 St, 更衣 Dr, 入浴 Ba, 整容 Gr, 電話 Te, 散歩 Wa, 買い物 Sh, 食事の支度 Pr, 家事 HK

● ICF

健康・病気	高血圧症,両変形性膝関節症
心身機能障害	体重維持機能(障害・るいそう),筋力の機能(低下)
活動制限	調理(制限),調理以外の家事(制限)
参加制約	外出機会(制約)
個人因子	80歳女性,外向的,外食が好き
環境因子	1人暮らし,一軒家(2階建),横浜在住,介護保険要支援1,身体障害者手帳なし

● FRAIL scale

疲労	過去4週間の疲労感がほとんどの時間であり1点
抵抗	10段の階段を上がる際に休憩が必要であり1点
移動	数百ヤード(1ヤード=91.44cm)の歩行は可能であり0点
疾患	以下の疾患のうち,2疾患のみ認め0点(関節炎,糖尿病,狭心症もしくは心筋梗塞,高血圧症,脳卒中,気管支喘息・慢性気管支炎・肺気腫,骨粗鬆症,大腸癌・皮膚癌,うつ病もしくは不安障害,アルツハイマー病もしくは他の認知症,下肢潰瘍)
体重減少	過去12ヶ月間で5%以上の体重減少を認め1点

合計得点3点で虚弱と判定

● ロコモティブシンドローム

ロコモ25で29点であり,ロコモと評価.要支援1で,3m Timed up and go test が16秒と14秒以上のため,運動器不安定症にも該当.

●リハ栄養評価

①栄養障害を認めるか．何が原因か．

身体計測：身長150cm，体重40kg，BMI17.8，体重減少率11%（6ヶ月），下腿周囲長27cm，浮腫なし，握力右19kg，左17kg．

検査値：白血球数6200/mm^3，リンパ球数930/mm^3，ヘモグロビン11.3g/dl，アルブミン3.5g/dl，総コレステロール147mg/dl，CRP0.03mg/dl

MNA-SF：7点．

以上より低栄養を認め，原因は飢餓．程度は軽度～中等度．

②サルコペニア（広義）を認めるか．何が原因か

有無	あり
加齢	80歳であり加齢によるサルコペニアが疑われる．
活動	外出機会の減少による廃用性のサルコペニアが疑われる．
栄養	不十分な食事摂取によるサルコペニアが疑われる．
疾患	疾患によるサルコペニアを認めない．

③摂食・嚥下障害を認めるか．

　EAT-10：8点

嚥下のスクリーニングテスト（座位で実施）

反復唾液嚥下テスト：3回空嚥下

フードテスト：ムセなし，口腔内残留なし

3mlの改訂水飲みテスト：ムセなし

30mlの水飲みテスト：3回に分けるがムセなし

これらの結果より軽度の摂食・嚥下障害を認める．餅など飲み込みにくいものを避ける程度の食形態調整は必要と判断．

④現在の栄養管理は適切か．今後の栄養状態はどうなりそうか．

基礎エネルギー消費量（Harris-Benedict式）941kcal

全エネルギー消費量：活動係数 1.5，ストレス係数 1.0 で 1412kcal．
エネルギー摂取量：食事記録から管理栄養士による調査で約 1200kcal，常食．蛋白質は約 40g．
摂取量－消費量＝－212kcal とエネルギーバランスは負であり，栄養管理は不適切．今後の栄養状態は悪化すると予測．

⑤機能改善を目標としたリハを実施できる栄養状態か．

　今後の栄養状態は悪化すると予測されるため，機能改善を目標としたリハは実施困難．筋力低下や歩行能力低下に対して，積極的なレジスタンストレーニングや持久性トレーニングの実施より栄養改善を優先する．

● SMART なゴール設定

STG（1M）：1 日 1 回外出する（買物や散歩など），体重現状維持．
LTG（3M）：旅行に出かける（日帰りでも宿泊でも可），体重 1kg 増加．

●経過

　廃用と飢餓による低栄養が原因で虚弱，ロコモ，サルコペニアになっていると考え，1 日 1 回 10 分程度の散歩でも外出することを勧めた．また，管理栄養士による介護予防居宅療養管理指導を導入し，摂食・嚥下機能や食形態にも配慮した栄養指導を行ってもらうことにした．
　しかし，3 日後にトイレで転倒して，左大腿骨近位部骨折を受傷し急性期病院に入院となった．

Q 低栄養を認める虚弱高齢者への対応はどうすべきでしょうか？

　半年前から外出機会の減少と体重減少を認め，虚弱・老年症候群が進行した．CGA ではうつの疑い（活動性低下），下肢機能障害，摂食・嚥下障害，IADL 障害，栄養障害を認め，虚弱，ロコモとも判定された．

FRAIL scale に体重減少が含まれていることもあり，虚弱では低栄養を認めることが多い．低栄養を認める虚弱高齢者に対して安易にレジスタンストレーニングを指導すると，低栄養が悪化する可能性がある．

Q 虚弱・老年症候群はどうすれば早期発見できますか？

　虚弱・老年症候群の早期発見に有用なのは，IADL の低下だけでなく AADL の低下である．仲の良い近所の友達と一緒に外出や旅行をしているときは，AADL は維持できており虚弱・老年症候群を認めなかった．

　しかし，近所の友達の他界後，AADL は著明に低下し，その後に IADL も低下した．AADL の低下を早期発見し，新たな AADL の開発など何らかの介入を行うことが，虚弱・老年症候群の予防に有用な可能性がある．

　訪問栄養指導を実施する管理栄養士は，まだ少ないのが現状である．全国在宅訪問栄養食事指導研究会（通称：訪栄研）のホームページに，訪問栄養指導を実施する機関が掲載されている（http://www.houeiken.jp/kensaku.html）．

　この2か月で2回，転倒していたため，住宅改修や福祉用具導入も含めた転倒予防介入も行うべきであった．在宅高齢者の転倒予防のコクランレビューでは，グループと自宅での運動と住環境への介入によって，転倒率と転倒リスクが減少した[1]．一方，多方面からの評価と介入は，転倒率を減少させたが転倒リスクは減少しなかった．太極拳は転倒リスクを減少させた．ビタミン D 投与は転倒を減少させないが，治療前にビタミン D 血中濃度が低い場合には有効な可能性がある．

●文献

1) Gillespie, L. D. et al. Interventions for preventing falls in older people living in the community. Cochrane Database Syst Rev CD007146, 2012.

Further reading

①葛谷雅文,雨海照祥編.栄養・運動で予防するサルコペニア,医歯薬出版,2013.

Note

Ⅱ-3. 大腿骨近位部骨折
大腿骨近位部骨折受傷から回復したケース

●クリニカルパール

- 高齢者の大腿骨近位部骨折では全例，嚥下障害と栄養障害を疑う．
- 栄養状態を改善しながら，十分な急性期・回復期リハを実施する．
- 回復期リハ病院退院後は維持期リハを継続して，骨折の再発を予防する．

● Case

80歳女性，大腿骨近位部骨折

自宅で転倒して左大腿骨近位部骨折を受傷して入院となった．入院2日目に人工骨頭置換術が施行された．入院3日目よりベッドサイドでPTを開始した．骨折前に在宅で通常の食形態の食事を経口摂取していたので，入院後も常食としていたが入院4日目に誤嚥性肺炎を併発した．同日，STと看護師の摂食機能療法を追加して，嚥下機能評価を依頼した．その結果，ペースト食であれば経口摂取可能という評価であったため，誤嚥性肺炎の加療とともに食形態をペースト食に変更して食事とPTは継続した．

その後，誤嚥性肺炎は改善して機能訓練室でのPTを継続したが，歩行困難のため入院20日目に回復期リハ病院に転院となった．回復期リハ病院に転院時の所見は，体重36kg，BMI16．ADLは車椅子レベルで一部自立，座位は可能だが，立位や移乗には介助を要した．Barthel Indexは45点．四肢の徒手筋力テスト（MMT）は上肢3～4，下肢2～3であった．食事はペースト食（1600kcal）としたが，5割程度の経口摂取であった．転院時のリハは以下の内容で週7日であった．

種類	目標	内容	時間
PT	機能改善	関節可動域訓練，筋力増強訓練，ADL訓練，立位・歩行訓練など	120分
OT	機能改善	上肢筋力増強訓練，ADL訓練など	40分
ST	機能改善	摂食・嚥下訓練（直接訓練，間接訓練）	20分

●CGA（Dr.SUPERMAN）

S: Sensation
　視覚障害
　問：「新聞の文字が読めますか？」○補（　）☑障害なし・□いくらか・□かなり
　聴覚障害
　問：「耳が遠くなりましたか？」　○補（　）　□障害なし・☑いくらか・□かなり

U: Understanding of speech　言語理解障害
　コミュニケーションの良否を印象で評価
　　　　　　　　　　　　　　　　　　　☑障害なし・□いくらか・□かなり

PER: Pharmacy & key PERson
　服薬状況
　問：「今，飲んでいる薬は？何種類？」　　□無・☑有（　3　種類）
　内容：アクトネル(75)1T 月1回, エディロール(0.5)1T1x, レニベース(5)1T1x
　「薬を間違わずに飲めますか？」　☑可（服薬管理者＋／⊖）・□不可
　介護者
　問：「同居している家族は何人ですか？」　家族の数＝0人　　☑独居
　「頼りにしている人はどなたですか？」　キーパーソン：娘

M: 3M's（M1=mentality, M2=mobility, M3=micturition）
　M1　認知障害
　問：「今年は何年ですか？」　☑正（2013年）・□誤・無答
　「昨日の夕食でおかずは何でしたか？」　☑正（情報確認＋）・□誤・無答
　「100引く7は？さらに7を引くと」　93, 86　☑正・□誤・無答
　うつ（活動性）
　問：「元気がなくなったと感じますか？」　□なし・☑いくらか・□かなり
　「昼間は何をしていますか？」（昼寝は？）　　　（臥床　，－／⊕）
　「外出回数は？不眠／睡眠薬は？」　　外出　0回／週, 不眠／睡眠薬
　M2　上肢機能障害
　指示：（近位筋）「万歳できますか？」☑障害なし・□いくらか・□かなり

（遠位筋）「親指とほかの指とで輪を作ってください」

　　　　　　　　　　　　　　　☑障害なし・□いくらか・□かなり

下肢機能障害

　問：「過去1年間に転倒したことは？」　□なし（寝たきり−／＋）・☑あり

　指示：「今から立って3m先まで歩き，ターンして早く戻って座ってください

　○補（　）□可（ふらつき−／＋）・☑不可　　時間（　秒）　□14秒以上

　（代）：「足を揃えて／片足でできるだけ立っていてください」時間計測

　　　　　10秒間まで

　　　　□立位可（動揺−／＋）・□不可　片脚（左／右　／　秒）　□＜3秒

摂食・嚥下障害　問：「食欲は？食事中ムセ込みは？」

　　　　　　　　　　　　　　　食欲＋／⊖☑，ムセ込み−／⊕☑

「寝る前に口腔ケアをしていますか？」　□いる・☑ときどき・□なし

M3　排尿障害

　問：「夜寝ている間に何回尿に起きましたか？」　☑なし・□1〜2回・□3回以上

　　「そのとき，間に合わないことは？」　失禁（⊖／＋□）（　　回／週）

A: Activity of daily living　　ADL-IADL障害

　問：「1人で次のことができますか？」□障害なし・□いくらか・☑かなり

（欄外ADL）：「トイレに行けますか？」

　　　　　　　　要介助項目（○）：To,Tr,Mo,St,Dr,Ba,Wa,Sh,Pr,HK

「着替え／入浴・散歩／買い物は？」

　　　　　　　　要支援項目（△）：

N: Nutrition　　栄養障害

　問：「過去3カ月間での体重減少は？」

　　　　　　　　　　　□なし・□いくらか・☑かなり（　4　kg）

「BMI（16）／下腿周囲長（　24　）」　　BMI/CC　☑＜23/CC＜31

「むくみは？」　　　　　　　　　　　浮腫（⊖／＋□）

*ADL：排便Bo，排尿Bl，トイレの使用To，食事Fe，移乗Tr，移動Mo，階段昇降St，更衣Dr，入浴Ba，整容Gr，電話Te，散歩Wa，買い物Sh，食事の支度Pr，家事HK

● ICF

健康・病気	左大腿骨近位部骨折，高血圧症，両変形性膝関節症
心身機能障害	摂食機能（障害），体重維持機能（障害・るいそう），筋力の機能（低下）
活動制限	歩行（制限），食べること（制限），飲むこと（制限），調理（制限），調理以外の家事（制限）
参加制約	家庭復帰（制約），家庭内役割（制約）
個人因子	80歳女性，外向的，外食が好き
環境因子	1人暮らし，一軒家（2階建），横浜在住，介護保険要支援1，身体障害者手帳なし

● リハ栄養評価

①栄養障害を認めるか．何が原因か．

身体計測：身長150cm，体重36kg，BMI16，体重減少率10%（発症後20日間），下腿周囲長24cm，浮腫なし，握力右13kg，左10kg．

検査値：白血球数 3900/mm³，リンパ球数 624/mm³，ヘモグロビン 8.7g/dl，アルブミン 2.7g/dl，総コレステロール 126mg/dl，CRP0.27mg/dl MNA-SF：3点．

以上より低栄養を認め，原因は飢餓と侵襲（現在は侵襲なし）．程度は中等度～重度．

②サルコペニア（広義）を認めるか．何が原因か

有無	あり
加齢	80歳であり加齢によるサルコペニアが疑われる．
活動	急性期病院での安静臥床による廃用性のサルコペニアが疑われる．
栄養	急性期病院での不十分なエネルギー摂取量によるサルコペニアを認める．
疾患	侵襲（骨折，手術，肺炎）によるサルコペニアを認める．悪液質は認めない．

③摂食・嚥下障害を認めるか．

EAT-10：18点

嚥下のスクリーニングテスト（座位で実施）

反復唾液嚥下テスト：2回空嚥下

フードテスト：ムセなし，口腔内残留なし

3mlの改訂水飲みテスト：ムセなし

30mlの水飲みテスト：ムセあり

　これらの結果より咽頭期の嚥下障害を認めるが，ペースト食の経口摂取は可能と判断．ペースト食を継続する．

④現在の栄養管理は適切か，今後の栄養状態はどうなりそうか．

基礎エネルギー消費量（Harris-Benedict式）902kcal

全エネルギー消費量：活動係数1.7，ストレス係数1.0で1533kcal．

エネルギー摂取量：ペースト食1600kcalだが5割程度の経口摂取で約800kcal，蛋白質は約30g．

　摂取量－消費量＝－733kcalとエネルギーバランスは負であり，栄養管理は不適切．今後の栄養状態は悪化すると予測．

⑤機能改善を目標としたリハを実施できる栄養状態か．

　今後の栄養状態は悪化すると予測されるため，機能改善を目標としたリハは実施困難．機能訓練の内容と時間を以下のように変更する．

種類	目標	内容	時間
PT	機能維持	関節可動域訓練，ADL訓練，立位・歩行訓練など	60分
OT	機能維持	ADL訓練など	40分
ST	機能維持	摂食・嚥下訓練（直接訓練，間接訓練）	20分

● SMART なゴール設定

STG（1M）：車椅子ベースで ADL 一部自立（移乗自立，トイレ見守り），体重 1kg 増加．
LTG（3M）：歩行ベースで家屋内 ADL 全自立，自宅退院，体重 3kg 増加．

●経過

　経口摂取のみで十分なエネルギー摂取は困難と考え，経鼻経管 800kcal（1日2回間欠投与）と経口摂取 800kcal の併用とした．1ヶ月後，体重が 1kg 増加した．摂食・嚥下機能が改善し，全粥食 1600kcal を全量経口摂取できるようになったため，経管栄養は中止した．そのため，レジスタンストレーニングを含めた1日3時間の機能訓練に変更した．

　3ヶ月後，体重は 2kg 増加して 39kg となり，屋内歩行と ADL がほぼ自立したため，自宅退院した．Barthel Index は 90 点，両下肢の MMT は 3〜4 に改善した．退院時には常食 1600kcal の経口摂取が可能となった．

　退院後も下肢体幹の筋力増強訓練と歩行訓練（屋内，屋外）を，訪問看護と訪問 PT で実施した．退院3ヶ月後には体重が健常時の 40kg に戻り，娘付き添いでの屋外歩行が可能となった．

Q 大腿骨近位部骨折術後の高齢者に摂食・嚥下障害はどのくらい認められるのですか？

　大腿骨近位部骨折では骨折と手術による侵襲が比較的大きい．そのため，受傷前から加齢などによるサルコペニアのある高齢者に生じると，サルコペニアが悪化して身体機能や嚥下機能の低下を認めやすい．大腿骨近位部骨折後の高齢者（平均年齢 83 歳）181 人中 61 人（34％）に嚥下障害を認め，骨折前からの神経疾患や呼吸器疾患の合併，術後せん妄，年齢，入院前の生活場所が介護施設の場合に嚥下障害が多い[1]．本症例

では骨折前より摂食・嚥下障害があったところに，骨折・手術でサルコペニアの摂食・嚥下障害が悪化して誤嚥性肺炎を併発した．高齢者の大腿骨近位部骨折では全例，嚥下障害の存在を疑うべきである．

Q 本症例で歩行により ADL が自立したのはどうしてですか？

歩行ベースで ADL が自立した大きな要因は，経管栄養と経口摂取の併用による栄養管理である．経口摂取のみにこだわると飢餓の改善が困難となり，サルコペニアと低栄養が悪化する．回復期リハ病棟では，栄養状態にかかわらず毎日 2〜3 時間の機能訓練をルーチンで行うことが多い．コクランレビューでは，大腿骨近位部骨折に対するエネルギー蛋白補給で栄養改善を認めるという弱いエビデンスがある[2]．

大腿骨近位部骨折では，十分な急性期リハと回復期リハの実施が重要である．高齢の大腿骨近位部骨折患者に対する入院リハは，有意に機能を改善させ，ナーシングホーム入所と死亡率を低下させる[3]．軽度から中等度の認知症を合併している大腿骨近位部骨折患者でも，認知症を合併していない患者と同様にリハで機能は改善する[4]．

回復期リハ病棟退院後のリハ継続も重要である．大腿骨近位部骨折後の入院リハ後にリハを継続した効果に関するメタ解析では，膝伸展筋力，バランス，身体機能テスト，最速歩行速度が有意に改善した[5]．一方，普通歩行速度，6 分間歩行距離，ADL，IADL，SF-36 の身体機能には有意差を認めなかった[5]．高齢，認知障害，下肢骨密度低下を認める場合，大腿骨近位部骨折が再発しやすい[6]．深部感覚障害，歩行障害，過去の転倒，めまい，健康の自己認知が低い場合にも，2 回目の大腿骨近位部骨折を生じやすい[6]．

●文献

1) Love, A. L. et al. Oropharyngeal dysphagia in an elderly post-operative hip fracture population: a prospective cohort study. Age Ageing. 2013, vol. 42: 782-785.

2) Avenell, A.; Handoll, H. H. Nutritional supplementation for hip fracture aftercare in older people. Cochrane Database Syst Rev CD001880, 2010.

3) Bachmann, S. et al. Inpatient rehabilitation specifically designed for geriatric patients: systematic review and meta-analysis of randomised controlled trials.BMJ. 2010, vol. 340: c1718.

4) Allen, J. et al. Rehabilitation in patients with dementia following hip fracture: a systematic review. Physiother Can. 2012, vol. 64: 190-201.

5) Auais, M. A. et al. Extended exercise rehabilitation after hip fracture improves patients' physical function: a systematic review and meta-analysis. Phys Ther. 2012, vol. 92: 1437-1451.

6) Egan, M. et al. Factors associated with a second hip fracture: a systematic review. Clin Rehabil. 2008, vol. 22: 272-282.

Further reading

①日本整形外科学会／日本骨折治療学会．大腿骨頚部／転子部骨折診療ガイドライン改訂第2版，南江堂，2011．Minds 医療情報サービスの HP で閲覧可能（筋・骨・関節の中に大腿骨頚部／転子部骨折の項目）http://minds.jcqhc.or.jp/n/medical_user_main.php#

Note

II-4. 認知症
軽度認知機能障害～初期認知症の外来ケース

●クリニカルパール

・1日30分以上の歩行が，認知症予防に有用な可能性がある．
・BMI30以上の肥満の場合，ダイエットで認知機能が軽度改善する．
・軽中度の認知症に対する認知リハは，認知機能改善に有用である．

● Case

　67歳女性，高血圧症，脂質異常症，アルツハイマー型認知症
60歳までパートで仕事をして退職．その後は1日テレビを見て過ごすことが多かった．カラオケが好きで仕事をしているときは毎週出かけていたが，退職後は行かなくなった．ADL，IADLは自立していたが，体重は退職後に年々増加した（退職時49kg，現在65kg）．夫と二人暮らしで仲が良い．娘二人は結婚して東京で生活．

　半年前から時々，水道の水を出しっぱなしにするようになった．フライパンで調理していた料理を真っ黒にすることが3回あった．冷蔵庫の中は常にいっぱいで，賞味期限を長期間経過した食品が奥にたくさんあった．自動車で買い物には行けるが，物の買い忘れが多くなった．些細なことで長時間，怒るようになった．これらの変化から認知症ではないかと夫が心配して，夫と一緒に物忘れ外来を受診した．

II-4. 認知症

● CGA（Dr.SUPERMAN）

S: Sensation
　視覚障害
　問：「新聞の文字が読めますか？」○補（　）　□障害なし・☑いくらか・□かなり
　聴覚障害
　問：「耳が遠くなりましたか？」　○補（　）　☑障害なし・□いくらか・□かなり
U: Understanding of speech　言語理解障害
　コミュニケーションの良否を印象で評価
　　　　　　　　　　　　　　　　　□障害なし・☑いくらか・□かなり
PER: Pharmacy & key PERson
　服薬状況
　問：「今，飲んでいる薬は？何種類？」　　□無・☑有（　2　種類）
　内容：ディオバン (80)1T1x，リバロ (2)1T1x
　「薬を間違わずに飲めますか？」　　☑可（服薬管理者⊕／−）・□不可
　介護者
　問：「同居している家族は何人ですか？」　家族の数＝1人　　□独居
　「頼りにしている人はどなたですか？」　キーパーソン：夫
M: 3M's（M1=mentality, M2=mobility, M3=micturition）
M1　認知障害
　問：「今年は何年ですか？」　☑正（2013年）・□誤・無答
　「昨日の夕食でおかずは何でしたか？」　□正（情報確認＋）・☑誤・無答
　「100引く7は？さらに7を引くと」　93，86　□正・☑誤・無答
　うつ（活動性）
　問：「元気がなくなったと感じますか？」　□なし・☑いくらか・□かなり
　「昼間は何をしていますか？」(昼寝は？)　　（テレビを見る　，−／⊕）
　「外出回数は？不眠／睡眠薬は？」　　外出　5回／週，不眠／睡眠薬
M2　上肢機能障害
　指示：（近位筋）「万歳できますか？」　☑障害なし・□いくらか・□かなり

103

（遠位筋）「親指とほかの指とで輪を作ってください」

☑障害なし・□いくらか・□かなり

下肢機能障害

問：「過去1年間に転倒したことは？」 □なし（寝たきり－／＋）・☑あり
指示：「今から立って3m先まで歩き，ターンして早く戻って座ってください
○補（ ）☑可（ふらつき⊖／＋）・□不可　時間（14秒）☑14秒以上
（代）：「足を揃えて／片足でできるだけ立っていてください」時間計測
　　　10秒間まで

　　　□立位可（動揺－／＋）・□不可　片脚（左／右　／　秒）□＜3秒

摂食・嚥下障害　問：「食欲は？食事中ムセ込みは？」

食欲⊕／－□，ムセ込み⊖／＋□

「寝る前に口腔ケアをしていますか？」 □いる・☑ときどき・□なし

M3　排尿障害

問：「夜寝ている間に何回尿に起きましたか？」□なし・☑1～2回・□3回以上
　　「そのとき，間に合わないことは？」　失禁（⊖／＋□）（　　回／週）

A: Activity of daily living　　ADL-IADL障害

問：「1人で次のことができますか？」□障害なし・☑いくらか・□かなり
（欄外ADL）：「トイレに行けますか？」

要介助項目（○）：

「着替え／入浴・散歩／買い物は？」

要支援項目（△）：Wa,Sh,Pr,HK

N: Nutrition　栄養障害

問：「過去3カ月間での体重減少は？」

☑なし・□いくらか・□かなり（　　kg）

「BMI（30.5）／下腿周囲長（35）」　　BMI/CC　□＜23/CC＜31
「むくみは？」　　　　　　　　　　　　浮腫（⊖／＋□）

*ADL：排便Bo，排尿Bl，トイレの使用To，食事Fe，移乗Tr，移動Mo，階段昇降St，更衣Dr，入浴Ba，整容Gr，電話Te，散歩Wa，買い物Sh，食事の支度Pr，家事HK

● ICF

健康・病気	高血圧症，脂質異常症，軽度認知機能障害～アルツハイマー型認知症
心身機能障害	高次脳機能（障害），体重維持機能（障害・肥満）
活動制限	調理（制限），調理以外の家事（制限），カラオケ（制約）
参加制約	外出機会（制約），カラオケ（制約）
個人因子	67歳女性，外向的，テレビとカラオケが好き
環境因子	2人暮らし，一軒家，横浜在住，介護認定要支援2，身体障害者手帳なし

● FRAIL scale

疲労	過去4週間の疲労感がほとんどの時間であり1点
抵抗	10段の階段を上がる際に休憩が必要であり1点
移動	数百ヤード（1ヤード＝91.44cm）の歩行は可能であり0点
疾患	以下の疾患のうち，2疾患のみ認め0点（関節炎，糖尿病，狭心症もしくは心筋梗塞，高血圧症，脳卒中，気管支喘息・慢性気管支炎・肺気腫，骨粗鬆症，大腸癌・皮膚癌，うつ病もしくは不安障害，アルツハイマー病もしくは他の認知症，下肢潰瘍）
体重減少	過去12ヶ月間で体重減少を認めず0点

合計得点2点で前虚弱と判定

●ロコモティブシンドローム

ロコモ25で20点であり，ロコモと判定．要支援2で，3m Timed up and go test が14秒と14秒以上のため，運動器不安定症にも該当．

●認知機能検査

MMSE：23点，HDS-R20点．
　記憶障害と遂行機能障害を認める．
　頭部CT：海馬に軽度の萎縮を認める．
　BPSD（行動心理障害，周辺症状）長時間怒ることあり．
軽度認知機能障害〜初期アルツハイマー型認知症で，FAST3〜4相当．

●リハ栄養評価

①栄養障害を認めるか．何が原因か．
身体計測：身長145cm，体重65kg，BMI30.9，半年で3kg体重増加，下腿周囲長35cm，浮腫なし，握力右18kg，左17kg，T-chol221mg/dl，HDL45mg/dl，TG171 mg/dl．
MNA-SF：14点．
以上より肥満と判定．原因は食事摂取量過多と運動不足．

②サルコペニア（広義）を認めるか．何が原因か

有無	あり（サルコペニア肥満）
加齢	67歳であり加齢によるサルコペニアの可能性がある．
活動	外出機会の減少による廃用性のサルコペニアが疑われる．
栄養	飢餓によるサルコペニアを認めない．
疾患	疾患によるサルコペニアを認めない．

③摂食・嚥下障害を認めるか.
　EAT-10で2点.摂食・嚥下障害を認めない.

④現在の栄養管理は適切か，今後の栄養状態はどうなりそうか.
基礎エネルギー消費量（Harris-Benedict式）1232kcal
全エネルギー消費量：活動係数1.4，ストレス係数1.0で1725kcal.
エネルギー摂取量：食事記録から管理栄養士による調査で約2000kcal，常食.蛋白質は約70g.
摂取量−消費量＝＋275kcalとエネルギーバランスは正である.今後の栄養状態は体重増加と予測.

⑤機能改善を目標としたリハを実施できる栄養状態か.
　今後の栄養状態は体重増加と予測されるため，機能改善を目標としたリハは実施可能.減量目的で積極的な運動療法が必要である.

● SMARTなゴール設定

STG（1M）：運動習慣の定着，体重1kg減少.
LTG（3M）：認知機能維持，何らかの社会参加獲得，体重3kg減少.

●経過

　軽度認知機能障害～初期アルツハイマー型認知症およびサルコペニア肥満と診断して，運動療法，栄養療法，認知リハを行うことにした．運動療法は持久性トレーニングとして毎日30分以上の歩行を，レジスタンストレーニングとして週3日以上のスクワット，もも上げ，つま先立ち（カーフレイズ）を指導した．栄養療法は3kgの減量を目標に，1日エネルギー摂取量1500kcal，蛋白質70gの食事を管理栄養士が指導した．毎日，体重測定を行い記録するように指導した．認知リハとして，週1回作業療法を実施した．毎日，日記を書くことを指導した．歌うことが好きだったので，地元の声楽隊への入団を勧めた．薬物療法は開始せず，経過をみて検討することにした．肥満については本人に病識があったことと，夫の協力が得られたことで，これらをすべて実施できた．

　1ヶ月後，体重が2kg減少した．夫も歌うことが好きだったため，夫婦一緒に地元の声楽隊に入団して週1回練習に通っていた．自宅でも毎日歌の練習をしていた．

　3ヶ月後，体重がさらに3kg減少して60kgとなり，歩行速度が速くなった．家事の失敗は時々あるものの以前より少なくなり，怒ることが少なくなった．声楽隊のコンサートに夫婦一緒に参加して楽しんでいた．MMSEは26点，HDS-Rは24点といずれも改善を認め，軽度認知機能障害と判断し，薬物療法を行わずに定期的に診察することにした．

Q 軽度認知機能障害～初期認知症に対する，リハや栄養管理のエビデンスを紹介してください．

　軽度認知機能障害～初期認知症には，リハや栄養管理が有用である．身体活動によって認知機能低下の予防が可能である[1]．認知症高齢者に対する運動療法の系統的レビューでは，質が高い～中等度の9論文中8論文で歩行能力や身体機能が改善した[2]．運動療法はBPSDのうち，抑うつ，興奮，徘徊の減少，夜間睡眠に有用な可能性がある[3]．一方，不安，

無気力,反復行動には無効である.1日30分以上の歩行が有用な可能性がある[3].

肥満および低栄養は,認知症のリスクである.正常範囲のBMIと比較して,中年期のBMI低値(18.5以下)はアルツハイマー病のリスクが1.96倍,過栄養(BMI25以上)は認知症のリスクが1.26〜1.35倍,肥満(BMI30以上)はアルツハイマー病のリスクが2.04倍,認知症のリスクが1.64倍となる[4].肥満(BMI30以上)の場合,ダイエット(意図的な体重減少)で記憶と注意・遂行機能が軽度改善するというメタ解析がある[5].しかし,過栄養(BMI25以上)では,ダイエットによる認知機能改善を認めなかった.一方,認知症で低栄養の場合,高カロリーの栄養剤投与は体重増加に有用である[6].食欲増進剤,食事介助,食形態調整も体重増加に有用な可能性がある.しかし,機能予後や生命予後の改善は不明である.

認知症に対する認知リハのコクランレビューでは,軽中度の認知症の場合,リハ終了時〜1-3ヶ月後まで認知機能が改善した[7].QOL,コミュニケーション,社会交流も改善したが,気分,ADL,問題行動は不変であった.認知症の行動障害と抑うつに対する作業療法(感覚刺激,環境調整,機能的なタスク活動)のメタ解析では,感覚刺激は行動障害の改善に有用であった[8].

以上より,軽度〜中等度の認知症に対しては薬物療法と同時に,運動や認知のリハと適切な栄養療法を行うことが重要である.適切な運動と栄養療法の併用は,虚弱,ロコモ,サルコペニア肥満,高血圧症,脂質異常症の改善にもつながる.

●文献

1) Sofi, F, et al. Physical activity and risk of cognitive decline: a meta-analysis of prospective studies. J Intern Med. 2011, 269 : 107-117.

2) Pitkälä, K. et al. Efficacy of physical exercise intervention on mobility and physical functioning in older people with dementia: A systematic review. Exp Gerontol. 2013, vol. 48 : 85-93.

3) Thuné-Boyle, I. C. et al. The effect of exercise on behavioral and psychological symptoms of dementia: towards a research agenda. Int Psychogeriatr. 2012, vol. 24 : 1046-1057.

4) Anstey, K. J. et al. Body mass index in midlife and late-life as a risk factor for dementia: a meta-analysis of prospective studies. Obes Rev. 2011, vol. 12 : e426–437.

5) Siervo, M. et al. Intentional weight loss in overweight and obese individuals and cognitive function: a systematic review and meta-analysis. Obes Rev. 2011, vol. 12 : 968-983.

6) Hanson, L. C. et al. Oral feeding options for people with dementia: a systematic review. J Am Geriatr Soc. 2011, vol. 59, p. 463-472.

7) Woods, B. et al. Cognitive stimulation to improve cognitive functioning in people with dementia. Cochrane Database Syst Rev. 2012, CD005562.

8) Kim, S. Y. et al. A systematic review of the effects of occupational therapy for persons with dementia: A meta-analysis of randomized controlled trials. NeuroRehabilitation. 2012, vol. 31, p.107-115.

Further reading

①山脇正永, 他. 認知症患者の摂食・嚥下リハビリテーション, 南山堂, 2011.

II-5. 廃用症候群
抑うつの改善で ADL が改善した廃用症候群のケース

●クリニカルパール

- 廃用症候群の予防には入院時からの早期離床が重要である．
- すべての廃用症候群の患者に低栄養とサルコペニアを疑う．
- 消化器症状や抑うつ状態など，食思不振の原因精査と治療が重要である．

●Case

　76歳男性．廃用症候群．既往歴：高血圧症，脂質異常症．妻と2人暮らし．発症前は歩行ベースでADL，IADL自立し，風景画を描きに公園や旅行に出かけることが生き甲斐．身長166cm，体重54kg，BMI19.6．

　上腹部に強い腹痛を認めたため緊急入院．腹部大動脈瘤破裂と診断され，同日人工血管置換術が施行された．手術翌日よりベッドサイドで急性期リハ（PT20分）が開始された．術後1週間で人工呼吸器管理を離脱して，経口摂取としてゼリー食が開始された．段階的摂食訓練で2週間後に常食の経口摂取のみとなった．しかし，筋力やADLの改善を認めないため，廃用症候群の診断で発症4週間後に回復期リハ病院に転院となった．

　転院時，四肢のMMTは上肢3〜4，下肢2〜3であった．ADLは車椅子ベースで食事，整容，排泄コントロールのみ自立．座位可能，立位介助．Barthel Index40点，FIM84点（運動49点，認知35）．食事は常食（1800kcal）としたが4割程度しか経口摂取できず，急性期病院でも同様であった．リハは週7日，1日3時間のPT，OTをオーダーした．

種類	目標	内容	時間
PT	機能維持	ROM訓練，ADL訓練，立位・歩行訓練など	80分
OT	機能維持	ADL訓練，心理的OT，Activity（絵描き）など	100分

● CGA (Dr.SUPERMAN)

S: Sensation
　視覚障害
　問：「新聞の文字が読めますか？」 ○補（　） □障害なし・□いくらか・☑かなり
　聴覚障害
　問：「耳が遠くなりましたか？」 ○補（　） □障害なし・☑いくらか・□かなり

U: Understanding of speech　言語理解障害
　コミュニケーションの良否を印象で評価
　　　　　　　　　　　　　　　☑障害なし・□いくらか・□かなり

PER: Pharmacy & key PERson
　服薬状況
　問：「今，飲んでいる薬は？何種類？」　　□無・☑有（ 3 　種類）
　内容：レニベース(5)1T1x，リバロ(1)1T1x，アモバン (7.5) 1T1x
　「薬を間違わずに飲めますか？」　☑可（服薬管理者＋／⊖）・□不可
　介護者
　問：「同居している家族は何人ですか？」　家族の数＝1人　　□独居
　「頼りにしている人はどなたですか？」　キーパーソン：妻

M: 3M's（M1=mentality, M2=mobility, M3=micturition）
M1　認知障害
　問：「今年は何年ですか？」 ☑正（2013年）・□誤・無答
　「昨日の夕食でおかずは何でしたか？」 ☑正（情報確認⊕）・□誤・無答
　「100引く7は？さらに7を引くと」 93，86 ☑正・□誤・無答
　うつ（活動性）
　問：「元気がなくなったと感じますか？」 □なし・□いくらか・☑かなり
　「昼間は何をしていますか？」（昼寝は？）　（臥床・リハ　　，－／⊕）
　「外出回数は？不眠／睡眠薬は？」　外出　0回／週，(不眠)(睡眠薬)
M2　上肢機能障害
　指示：（近位筋）「万歳できますか？」 ☑障害なし・□いくらか・□かなり

（遠位筋）「親指とほかの指とで輪を作ってください」

　　　　　　　　　　　　　　☑障害なし・□いくらか・□かなり

下肢機能障害

　問：「過去1年間に転倒したことは？」　☑なし（寝たきり－／＋）・□あり
　指示：「今から立って3m先まで歩き，ターンして早く戻って座ってください
　○補（　）□可（ふらつき－／＋）・☑不可　　時間（　　秒）　□14秒以上
　（代）：「足を揃えて／片足でできるだけ立っていてください」時間計測
　　　　10秒間まで
　　　　　□立位可（動揺－／＋）・□不可　片脚（左／右　／　秒）　□＜3秒
摂食・嚥下障害　問：「食欲は？食事中ムセ込みは？」

　　　　　　　　　　　　　　　食欲＋／⊖☑，ムセ込み⊖／＋□
「寝る前に口腔ケアをしていますか？」　☑いる・□ときどき・□なし

M3　排尿障害

　問：「夜寝ている間に何回尿に起きましたか？」　□なし・☑1～2回・□3回以上
　　「そのとき，間に合わないことは？」　失禁（⊖／＋□）（　　回／週）

A: Activity of daily living　ADL-IADL障害

　問：「1人で次のことができますか？」□障害なし・□いくらか・☑かなり
　（欄外ADL）：「トイレに行けますか？」

　　　　　　　要介助項目（○）：To,Tr,Mo,St,Dr,Ba,Wa,Sh,Pr,HK
「着替え／入浴・散歩／買い物は？」

　　　　　　　要支援項目（△）：

N: Nutrition　栄養障害

　問：「過去3カ月間での体重減少は？」

　　　　　　　　　　　□なし・□いくらか・☑かなり（　5　kg）
「BMI（17.8）／下腿周囲長（29）」　　BMI/CC　☑＜23/CC＜31
「むくみは？」　　　　　　　　　　　浮腫（⊖／＋□）

*ADL：排便 Bo，排尿 Bl，トイレの使用 To，食事 Fe，移乗 Tr，移動 Mo，階段昇降 St，更衣 Dr，入浴 Ba，整容 Gr，電話 Te，散歩 Wa，買い物 Sh，食事の支度 Pr，家事 HK

● ICF

健康・病気	腹部大動脈瘤破裂術後，廃用症候群，高血圧症，脂質異常症
心身機能障害	活力と欲動の機能（障害），睡眠機能（障害），情動機能（障害），体重維持機能（障害・るいそう），筋力の機能（低下）
活動制限	歩行（制限），調理（制限），風景画描写（制限）
参加制約	家庭復帰（制約），風景画描写（制約）
個人因子	76歳男性，外向的，風景画を描くことが生きがい
環境因子	2人暮らし，マンション5階（エレベーターあり），横浜在住，介護保険申請中，身体障害者手帳なし

●リハ栄養評価

①栄養障害を認めるか．何が原因か．

身体計測：身長166cm，体重49kg，BMI17.8，体重減少率9.3%（過去4週間），下腿周囲長29cm，握力右22kg，左21kg．

検査値：白血球数 $4900/mm^3$，リンパ球数 $784/mm^3$，ヘモグロビン9.1g/dl，アルブミン2.5g/dl，総コレステロール110mg/dl，CRP1.8mg/dl．MNA-SF：0点

以上より低栄養を認め，原因は飢餓と侵襲で程度は中等度～重度．

②サルコペニア（広義）を認めるか．何が原因か

有無	あり
加齢	76歳であり加齢によるサルコペニアが疑われる．
活動	入院後の臥床による廃用性のサルコペニアを認める．
栄養	不十分なエネルギー摂取量によるサルコペニアを認める．
疾患	侵襲によるサルコペニアを認める．悪液質は認めない．

③摂食・嚥下障害を認めるか．
EAT-10 で 0 点．摂食・嚥下障害を認めない．

④現在の栄養管理は適切か，今後の栄養状態はどうなりそうか．
基礎エネルギー消費量（Harris-Benedict 式）1056kcal
全エネルギー消費量：活動係数 1.5，ストレス係数 1.1 で 1742kcal．
エネルギー摂取量：常食 1800kcal だが 4 割程度の経口摂取で約 720kcal，蛋白質は約 30g．
摂取量－消費量＝－1022kcal とエネルギーバランスは負．今後の栄養状態は悪化すると予測．

⑤機能改善を目標としたリハを実施できる栄養状態か．
　今後の栄養状態は悪化すると予測されるため，機能改善を目標としたリハは実施困難．当面は機能維持を目標としたリハを行う．

● SMART なゴール設定

STG（2W）：抑うつ状態の改善の見極め，車椅子ベースで ADL 一部自立（現状維持），体重現状維持
LTG（3M）：歩行ベースで家屋内 ADL 自立，自宅退院，体重 2kg 増加

● 経過

　CGA の結果より，抑うつ状態による食事摂取量低下，不眠，活動性低下の影響が大きいと判断した．抗うつ薬（トレドミン 15mg 錠 1 日 3 回）を開始し，OT では心理的なアプローチや風景写真を見て絵を描くことを行った．
　栄養ケアプランは，経口摂取と経鼻経管栄養の併用を提案したが，経鼻経管栄養に対して強い拒否を示した．そのため，食事をハーフ

食（1日1000kcal）に変更して，エンジョイクリミール®（1本125ml，200kcal）を1日4本（食事中に1本，機能訓練室で3本）飲んでもらうことにした．これでも経口摂取が進まない場合には，経鼻経管栄養を実施する予定とした．

抗うつ薬開始後，抑うつ状態は徐々に改善し，食事と栄養剤をほぼ全量，経口摂取可能となった．そのため，2週間後にリハの目標を機能改善に変更し，レジスタンストレーニングを実施した．食事を常食1500kcalに変更して，エンジョイクリミールは継続した．

2か月半後，体重は2kg増加して51kgとなり，屋内歩行とADLがほぼ自立したため，自宅退院した．Barthel Indexは90点，両下肢のMMTは3～4に改善した．退院後は早速，自宅近くの公園に出かけて風景画を描き始めた．そのためか退院2か月後には，屋外歩行も自立して旅行に行けるようになった．

Q 高齢者の廃用症候群は，どのようにすれば改善できるのでしょうか？

廃用症候群とは，疾患などのために活動性や運動量の低下した安静状態が続くことで全身の臓器に生じる二次的障害の総称である．人工呼吸器管理や集中治療室管理を要する重症疾患，多発外傷，急性感染症，手術後，熱傷など高度の侵襲を生じる疾患が，廃用症候群の原因となることが多い．予備力の少ない高齢者では，軽度の侵襲や短期間の安静臥床でも廃用症候群を認めやすい．そのため，特に高齢者では不要な安静臥床を避けて，入院時から早期離床を進めることが重要である．

今回の症例は抑うつ状態を早期に発見して介入した結果，抑うつ状態の改善とともに食欲が改善した．そのため，1日3時間の機能訓練を実施可能となり，歩行が自立した．食思不振の原因には，認知症，抑うつ状態，摂食・嚥下障害，義歯不適合，味覚障害，嗅覚障害，吐気，嘔吐（胃食道逆流），ビタミンB1不足，悪液質，侵襲，薬剤性，食事の好み，食事環境の問題などがある．消化器症状や抑うつ状態は，適切な薬物療法で改善する可能性が十分にあるため，食思不振の原因精査と治療が重要

である.

　急性期病院では，高齢者の廃用症候群の約88%に低栄養を認める[1]．そのため，すべての廃用症候群患者に低栄養とサルコペニアを疑うことが必要である．また，退院時のBarthel Indexと独立した関連を認めたのは，アルブミン，MNA-SF，悪液質の3項目であった[1]．これより，栄養状態や悪液質を改善させることで，高齢者の廃用症候群の機能予後を改善できる可能性がある．

●文献

1) Wakabayashi H, Sashika H: Malnutrition is associated with poor rehabilitation outcome in elderly inpatients with hospital-associated deconditioning: a prospective cohort study. J Rehabil Med doi: 10.2340/16501977-1258.

Further reading
① 奈良勲編：理学療法にとっての廃用症候群，文光堂，印刷中

II-6. がん

がん悪液質を一時的に改善できたケース

●クリニカルパール

・悪液質＝終末期・ターミナルではない．
・運動による抗炎症作用で，一時的に悪液質や AADL を改善できることがある．
・一部のがんではリハによる運動機能改善効果が検証されている．

● Case

74歳男性，食道がん

　高血圧症で薬物療法を行っていたが，歩行ベースで ADL，IADL 自立していて，月に2回はゴルフに出かけていた．1年前に上部消化管内視鏡検査を実施して，食道がんと診断された．食道がんは，胸部食道中部～下部に 10cm の壁深達度 T3（AD：癌腫が食道外膜に浸潤している病変）の癌腫．リンパ節転移 N2（両側 106rec に 11mm，右 109 に 7.5mm，1 に 8mm のリンパ節転移あり）．遠隔臓器転移 M0（転移を認めない）．進行度 Stage Ⅲ．病理は低分化の扁平上皮がんであった．術前に化学放射線療法を施行した後，8か月前に手術施行された．HALS（Hand-Assisted Laparoscopic Surgery，用手補助下腹腔鏡手術）＋ VATS（Video Assisted Thoracoscopic Surgery，ビデオ補助胸腔鏡手術）．食道切除，胃管，胸腔内吻合，腸瘻造設．

　2か月前に肝臓と骨（脊椎多発）に転移を認め，化学療法を施行されたが，副作用が強く中止した．そのため，骨転移による疼痛緩和に対する放射線療法とビスフォスフォネート製剤（ゾメタ）のみ施行された．今後，がんの積極的な治療は希望されず，緩和目的でクリニックを紹介受診した．

Ⅱ-6. がん

● CGA（Dr.SUPERMAN）

S: Sensation
　視覚障害
　問：「新聞の文字が読めますか？」○補（　）　□障害なし・☑いくらか・□かなり
　聴覚障害
　問：「耳が遠くなりましたか？」　○補（　）　□障害なし・☑いくらか・□かなり
U: Understanding of speech　言語理解障害
　コミュニケーションの良否を印象で評価
　　　　　　　　　　　　　　　　　☑障害なし・□いくらか・□かなり
PER: Pharmacy & key PERson
　服薬状況
　問：「今，飲んでいる薬は？何種類？」　　□無・☑有（　2　種類）
　内容：ノルバスク(5)1T1x，デュロテップMTパッチ(4.2mg)1枚3日
　「薬を間違わずに飲めますか？」　☑可（服薬管理者＋／⊖）・□不可
　介護者
　問：「同居している家族は何人ですか？」　家族の数＝3人　　□独居
　「頼りにしている人はどなたですか？」　キーパーソン：妻
M: 3M's（M1=mentality, M2=mobility, M3=micturition）
M1　認知障害
　問：「今年は何年ですか？」　☑正（2013年）・□誤・無答
　「昨日の夕食でおかずは何でしたか？」　☑正（情報確認＋）・□誤・無答
　「100引く7は？さらに7を引くと」　93，86　☑正・□誤・無答
　うつ（活動性）
　問：「元気がなくなったと感じますか？」　□なし・☑いくらか・□かなり
　「昼間は何をしていますか？」（昼寝は？）　　　　（読書　，－／⊕）
　「外出回数は？不眠／睡眠薬は？」　　外出　2回／週，不眠／睡眠薬
M2　上肢機能障害
　指示：（近位筋）「万歳できますか？」　☑障害なし・□いくらか・□かなり

(遠位筋)「親指とほかの指とで輪を作ってください」

☑障害なし・□いくらか・□かなり

下肢機能障害

問:「過去1年間に転倒したことは?」 ☑なし(寝たきり−／＋)・□あり

指示:「今から立って3m先まで歩き,ターンして早く戻って座ってください

○補(　)☑可(ふらつき⊖／＋)・□不可　　時間(13秒)　□14秒以上

(代):「足を揃えて／片足でできるだけ立っていてください」時間計測

10秒間まで

□立位可(動揺−／＋)・□不可　片脚(左／右　　／　　秒)　□＜3秒

摂食・嚥下障害　問:「食欲は?食事中ムセ込みは?」

食欲＋／⊖☑，ムセ込み⊖／＋□

「寝る前に口腔ケアをしていますか?」　☑いる・□ときどき・□なし

M3　排尿障害

問:「夜寝ている間に何回尿に起きましたか?」　□なし・☑1〜2回・□3回以上

「そのとき,間に合わないことは?」　失禁(⊖／＋□)(　　回／週)

A: Activity of daily living　　ADL-IADL障害

問:「1人で次のことができますか?」□障害なし・☑いくらか・□かなり

(欄外 ADL):「トイレに行けますか?」

要介助項目(○):Wa,Sh,Pr,HK

「着替え／入浴・散歩／買い物は?」

要支援項目(△):St

N: Nutrition　栄養障害

問:「過去3カ月間での体重減少は?」

□なし・□いくらか・☑かなり(　5　kg)

「BMI(20.1)／下腿周囲長(29.5)」　　BMI/CC　☑＜23/CC＜31

「むくみは?」　　　　　　　　　　　浮腫(⊖／＋□)

*ADL:排便 Bo, 排尿 Bl, トイレの使用 To, 食事 Fe, 移乗 Tr, 移動 Mo, 階段昇降 St, 更衣 Dr, 入浴 Ba, 整容 Gr, 電話 Te, 散歩 Wa, 買い物 Sh, 食事の支度 Pr, 家事 HK

Ⅱ-6. がん

● ICF

健康・病気	食道がん, 高血圧症
心身機能障害	体重維持機能（障害・るいそう），筋力の機能（低下）
活動制限	調理（制限），調理以外の家事（制限），ゴルフ（制限）
参加制約	ゴルフ（制約）
個人因子	74歳男性，外向的，ゴルフが大好き
環境因子	4人暮らし，一軒家（2階建），横浜在住，介護保険未申請，身体障害者手帳なし

●リハ栄養評価

①栄養障害を認めるか．何が原因か．

身体計測：身長174cm，体重61kg，BMI20.1，体重減少率7.6%（過去3ヶ月），19.7%（過去1年間），下腿周囲長29.5cm，浮腫なし，握力右24kg，左20kg．

検査値：白血球数7520/mm^3，リンパ球数1203/mm^3，ヘモグロビン10.4g/dl，アルブミン3.1g/dl，総コレステロール143mg/dl，CRP1.76mg/dl．

MNA-SF：6点

　以上より低栄養を認め，原因は悪液質と飢餓で程度は中等度．

②サルコペニア（広義）を認めるか．何が原因か

有無	あり
加齢	74歳であり加齢によるサルコペニアの可能性がある．
活動	活動量低下による廃用性のサルコペニアの可能性がある．
栄養	不十分なエネルギー摂取量によるサルコペニアを認める．
疾患	悪液質によるサルコペニアを認める．

③摂食・嚥下障害を認めるか.
EAT-10 で1点.摂食・嚥下障害を認めない.

④現在の栄養管理は適切か,今後の栄養状態はどうなりそうか.
基礎エネルギー消費量（Harris-Benedict 式）1275kcal
全エネルギー消費量：活動係数1.3,ストレス係数1.2 で1989kcal.
食事記録から管理栄養士による調査で約1600 kcal,常食.蛋白質は約60g.
摂取量−消費量＝−389 kcal とエネルギーバランスは負であり,栄養管理は不適切.今後の栄養状態は悪化すると予測.

⑤機能改善を目標としたリハを実施できる栄養状態か.
　今後の栄養状態は悪化すると予測されるため,機能改善を目標としたリハは実施困難.ただし,悪液質に対する抗炎症作用を期待して,軽負荷のレジスタンストレーニングや持久性トレーニングを実施する.

●悪液質

　悪液質の原因疾患（食道がん）が存在し，12ヶ月で5%以上の体重減少を認める．さらに筋力低下，食思不振，検査値異常（CRP>0.5mg/dl，Hb<12.0g/dl，Alb<3.2g/dl）を認めるため，悪液質と診断．

　ヨーロッパ緩和ケア共同研究（EPCRC）では，表のように前悪液質，悪液質，不応性悪液質（終末期）の段階別に診断基準を作成している[1,2]．この診断基準では，悪液質に該当し，不応性悪液質には該当しない．

がんの前悪液質・悪液質・不応性悪液質の診断基準（EPCRC）

前悪液質
　6ヶ月で5%未満の体重減少
　食思不振や代謝変化を認めることがある

悪液質
　6ヶ月で5%以上の体重減少（BMI 20未満かサルコペニアのときは2%以上の体重減少）
　食事量減少や全身炎症を認めることが多い

不応性悪液質
　以下の6項目すべてに該当する場合
　　悪液質の診断基準に該当
　　生命予後が3ヶ月未満
　　Performance statusが3か4
　　抗がん治療の効果がない
　　異化が進んでいる
　　人工的栄養サポートの適応がない

● SMART なゴール設定

STG（1M）：ゴルフに出かける，体重現状維持．
LTG（3M）：機能低下の軽減，QOL の維持．

●経過

　本人の一番の希望は，ゴルフに出かけることであった．現在の身体機能であれば介助があれば出かけることは可能と考え，早期に実現できるようサポートした．まずは自宅近くのゴルフ練習場（打ちっぱなし）に行って，練習することを勧めた．

　不応性悪液質ではないため，疼痛緩和と同時に，悪液質に対する運動療法，栄養療法，薬物療法を行うことにした．運動療法は持久性トレーニングとして毎日30分以上の歩行を，レジスタンストレーニングとして週3日以上，スクワット，もも上げ，つま先立ち（カーフレイズ）を行うことを指導した．栄養療法はエネルギー摂取量不足に対してエンシュア・H を1日1缶（375kcal）処方した．悪液質に対してエイコサペンタエン酸（EPA，エパデール S900：3T3x）を処方した．薬物療法は悪液質による食欲不振に対して，六君子湯（ツムラ43，1包 2.5g，1日3回）を処方した．

　1ヶ月後，体重は 62kg と 1kg 増加して，CRP は 0.78mg/dl と慢性炎症にやや改善を認めた．ゴルフ練習場に3回行った後，家族，友人と一緒にゴルフコースに出かけて，9ホール回ることができた．その後は毎週，ゴルフコースに出かけて9〜18ホール回れるようになった．

　5ヶ月後，体力低下とともに体重減少が進行して 50kg となり，外出困難となった．その2週間後に自宅で呼吸停止し，在宅で看取った．

Q　悪液質＝終末期・ターミナルではないのですね？

　従来，悪液質＝終末期・ターミナルと判断されてきたが，最近では終末期ではない前悪液質や悪液質の段階で早期に診断して多方面から介入

するようになってきた．終末期である不応性悪液質の段階では，機能改善や栄養改善は困難であり，QOL を低下させない緩和医療を主とする．
　一方，前悪液質や悪液質の段階では，一時的でも機能改善や栄養改善を目標とする．

Q　がん患者に対する栄養・運動療法の実際を教えてください．

　栄養療法として EPA（エイコサペンタエン酸）には抗炎症作用，抗腫瘍作用，蛋白異化抑制作用があり，悪液質に有効な可能性がある．がん悪液質に対する EPA の有効性を検証するエビデンスは不十分であるが[2]，患者によっては有用なことがある．プロシュア（1パック 240ml，300kcal，EPA1.056g）というがん悪液質用の栄養剤を，1日1～2パック飲んでもよい．
　運動療法（持久性トレーニング，レジスタンストレーニング）には抗炎症作用があり，悪液質の慢性炎症を運動で改善させる運動仮説モデルがある[3]．メカニズムとして，運動で抗炎症性サイトカインの分泌が増加して炎症性サイトカインと拮抗することによる筋蛋白分解の抑制，抗炎症性サイトカインによる筋蛋白合成の増加，運動で男性ホルモンの分泌が増加することによる筋蛋白合成の増加の3つが考えられている．運動で慢性炎症を改善できれば，身体機能だけでなく食欲と栄養状態の改善を期待できる．そのため，悪液質で体重減少を認める場合には，軽負荷のレジスタンストレーニングや持久性トレーニングを実施する．本症例では，ゴルフによる運動の抗炎症作用を認めた可能性がある．
　がんのリハは，予防的，回復的，維持的，緩和的に分類される．リハによる運動機能改善効果は，乳がん，前立腺がん，化学療法・放射線療法，造血幹細胞移植などで検証されている．
　六君子湯は，食欲をコントロールする消化管ホルモンのグレリンの働きを促進させ，食思不振などを改善できる可能性がある．そのため，悪液質で食思不振を認める場合に使用してみる価値がある．ただし，偽性アルドステロン症に留意し，明らかな効果を認めない場合には中止する．

●文献

1) Fearon, K., et al. Definition and classification of cancer cachexia: an international consensus. Lancet Oncology. 2011, vol. 12: 489-495.
2) European Palliative Care Research Collaborative: Clinical practice guidelines on cancer cachexia in advanced cancer patients: http://www.epcrc.org/guidelines.php?p=cachexia
3) Battaglini, C. L. et al. Cancer cachexia: muscle physiology and exercise training. Cancers. 2012, vol. 4: 1247-1251.

Further reading

①日本リハビリテーション医学会がんのリハビリテーションガイドライン策定委員会．がんのリハビリテーションガイドライン．金原出版，2013．

II-7. 誤嚥性肺炎

とりあえず安静・禁食にしなかった誤嚥性肺炎

●クリニカルパール

・入院直後からの早期経口摂取と早期離床が大切である．
・経口摂取による誤嚥のリスクより，禁食による嚥下機能悪化のリスクを考慮する．
・とりあえず安静臥床ではなく，とりあえず座位とする．

● Case

81歳女性，うつ病，誤嚥性肺炎

元来健康であったが，10年前にうつ病と診断された．外来加療を行っていたが，徐々に体重減少を認めた．1週間前から食事摂取と歩行が困難となり今回，誤嚥性肺炎で入院となった．

入院時 JCS1，血圧 110/58mmHg，脈拍 106bpm・整，体温 37.9℃，呼吸 20 回／分，SpO_2：92%（Room Air）．胸部 X 線で右下肺野に肺炎像を認めた．抗菌薬の点滴と酸素療法を開始した．入院時に PT，ST にリハオーダーし，看護師に摂食機能療法を依頼した．

種類	目標	内容	時間
PT	機能維持	離床，呼吸訓練，ADL訓練，立位・歩行訓練など	20分
ST	機能維持	摂食・嚥下訓練（直接訓練，間接訓練）	20分
看護師	機能維持	離床，摂食機能療法（直接訓練，間接訓練）	30分

●CGA (Dr.SUPERMAN)

S: Sensation
　視覚障害
　問:「新聞の文字が読めますか？」 ○補（　） □障害なし・☑いくらか・□かなり
　聴覚障害
　問:「耳が遠くなりましたか？」 ○補（　） □障害なし・☑いくらか・□かなり

U: Understanding of speech　言語理解障害
　コミュニケーションの良否を印象で評価
　　　　　　　　　　　　　　　　　☑障害なし・□いくらか・□かなり

PER: Pharmacy & key PERson
　服薬状況
　問:「今，飲んでいる薬は？何種類？」　　□無・☑有（　2　種類）
　内容：トレドミン(25)2T2x，アモバン(7.5)1T1x
　「薬を間違わずに飲めますか？」　　☑可（服薬管理者＋／⊖）・□不可
　介護者
　問:「同居している家族は何人ですか？」　家族の数＝2人　　□独居
　「頼りにしている人はどなたですか？」　キーパーソン：夫

M: 3M's（M1=mentality, M2=mobility, M3=micturition）
M1　認知障害
　問:「今年は何年ですか？」　☑正（2013年）・□誤・無答
　「昨日の夕食でおかずは何でしたか？」 □正（情報確認＋）・☑誤・無答
　「100引く7は？さらに7を引くと」　93, 86　☑正・□誤・無答
　うつ（活動性）
　問:「元気がなくなったと感じますか？」 □なし・□いくらか・☑かなり
　「昼間は何をしていますか？」（昼寝は？）　　　　　（臥床　, －／⊕）
　「外出回数は？不眠／睡眠薬は？」　　外出　0回／週, 不眠 睡眠薬
M2　上肢機能障害
　指示：(近位筋)「万歳できますか？」 ☑障害なし・□いくらか・□かなり

（遠位筋）「親指とほかの指とで輪を作ってください」

☑障害なし・□いくらか・□かなり

下肢機能障害

問：「過去１年間に転倒したことは？」　□なし（寝たきり－／＋）・☑あり
指示：「今から立って3m先まで歩き，ターンして早く戻って座ってください
○補（　）□可（ふらつき－／＋）・☑不可　　時間（　秒）　□14秒以上
（代）：「足を揃えて／片足でできるだけ立っていてください」時間計測
　　　　10秒間まで

□立位可（動揺－／＋）・□不可　片脚（左／右　／　秒）　□＜3秒

摂食・嚥下障害　　問：「食欲は？食事中ムセ込みは？」

食欲＋／⊖☑，ムセ込み－／⊕☑

「寝る前に口腔ケアをしていますか？」　□いる・□ときどき・☑なし

M3　排尿障害

問：「夜寝ている間に何回尿に起きましたか？」　□なし・☑１〜２回・□３回以上
　「そのとき，間に合わないことは？」　失禁（⊖／＋□）（　　回／週）

A: Activity of daily living　　ADL-IADL障害

問：「１人で次のことができますか？」□障害なし・□いくらか・☑かなり
（欄外 ADL）：「トイレに行けますか？」

要介助項目（○）：To,Tr,Mo,St,Ba,Te,Wa,Sh,Pr,HK

「着替え／入浴・散歩／買い物は？」

要支援項目（△）：Dr,Gr

N: Nutrition　栄養障害

問：「過去３カ月間での体重減少は？」

□なし・□いくらか・☑かなり（　5　kg）

「BMI（15.4）／下腿周囲長（23）」　　BMI/CC　☑＜23/CC＜31
「むくみは？」　　　　　　　　　　　　浮腫（⊖／＋☑）

*ADL：排便 Bo，排尿 Bl，トイレの使用 To，食事 Fe，移乗 Tr，移動 Mo，階段昇降 St，更衣 Dr，入浴 Ba，整容 Gr，電話 Te，散歩 Wa，買い物 Sh，食事の支度 Pr，家事 HK

II-7. 誤嚥性肺炎

● ICF

健康・病気	うつ病, 誤嚥性肺炎
心身機能障害	活力と欲動の機能（障害），睡眠機能（障害），情動機能（障害），高次認知機能（障害），呼吸機能（障害），摂食機能（障害），体重維持機能（障害・るいそう），筋力の機能（低下）
活動制限	歩行（制限），食べること（制限），飲むこと（制限），調理（制限），調理以外の家事（制限）
参加制約	家庭復帰（困難），家庭内役割（喪失）
個人因子	81歳女性，内向的，調理が好き
環境因子	2人暮らし，一軒家（2階建），横浜在住，介護保険未申請，身体障害者手帳なし

● リハ栄養評価

①栄養障害を認めるか．何が原因か．

身体計測：身長155cm，体重37kg，BMI15.4，体重減少率11.9％（過去3か月），下腿周囲長23cm，浮腫あり，握力右15kg，左12kg．
検査値：白血球数 12300/mm^3，リンパ球数 713/mm^3，ヘモグロビン9.3g/dl，アルブミン2.1g/dl，総コレステロール163mg/dl，トランスサイレチン10mg/dl（基準値22-34mg/dl），CRP8.9mg/dl．
MNA-SF：0点
以上より低栄養を認め，原因は飢餓と侵襲で程度は重度．

②サルコペニア（広義）を認めるか．何が原因か

有無	あり
加齢	81歳であり加齢によるサルコペニアが疑われる．
活動	入院前からの安静臥床による廃用性のサルコペニアを認める．
栄養	入院1週間前からの不十分なエネルギー摂取量によるサルコペニアを認める．
疾患	侵襲によるサルコペニアを認める．悪液質は認めない．

③摂食・嚥下障害を認めるか.
嚥下のスクリーニングテスト（座位で実施）
反復唾液嚥下テスト：1回空嚥下
フードテスト：ムセなし，口腔内残留なし
3mlの改訂水飲みテスト：ムセなし

　これらの結果より咽頭期の嚥下障害を認めるが，ゼリーの経口摂取は可能と判断．痰の自己喀出も可能であったため,禁食ではなくエンゲリードミニを1日3回開始する．

④現在の栄養管理は適切か，今後の栄養状態はどうなりそうか.
基礎エネルギー消費量（Harris-Benedict式）916kcal
全エネルギー消費量：活動係数1.2，ストレス係数1.2で1348kcal．
エネルギー摂取量：経口摂取54kcal（エンゲリードミニ3個），末梢静脈栄養830kcal（ビーフリード1500ml＋イントラリポス20％100ml）で合計884kcal（体重1kgあたり24kcal），アミノ酸45g．

　摂取量－消費量＝－464kcalとエネルギーバランスは負であるが，侵襲の異化期であるためこれで経過観察とした．今後の栄養状態は悪化すると予測．

⑤**機能改善を目標としたリハを実施できる栄養状態か.**
　侵襲の異化期であり今後の栄養状態は悪化すると予測されるため，機能改善を目標としたリハは実施困難．当面は機能維持を目標としたリハをベッドサイドで行う．

II-7. 誤嚥性肺炎

● SMART なゴール設定

STG（2w）：誤嚥性肺炎治癒．嚥下調整食で3食経口摂取可能．体重は現状維持．歩行ベースで家屋内 ADL 一部自立して自宅退院．
LTG（3M）：常食で3食経口摂取可能．体重3kg 増加．歩行ベースで ADL 全自立．自宅周囲の屋外歩行自立．

●経過

　入院時からエンゲリードミニを1日3回開始した．日中はなるべく座位で過ごすように多職種で離床を進めた．ゼリーの経口摂取時にムセることはなく誤嚥性肺炎の悪化もなかったため，段階的摂食訓練を行い，1週間後にはペースト食の経口摂取が可能となった．CRPが3mg/dl 未満となったため，機能訓練室での PT，ST に移行して，嚥下筋の筋力増強訓練として頭部挙上訓練と舌筋力増強訓練を開始した．機能訓練の内容と時間が増加したため活動係数を 1.4，炎症が改善したためストレス係数を 1.0，栄養改善のためのエネルギー蓄積量を 500kcal と設定して，1日エネルギー必要量を 1800kcal，蛋白質 70g とした．

　その後，全粥，軟菜食の全量経口可能とつたい歩きが可能となり，入院15日目に自宅退院した．退院時体重 36.3kg，白血球数 5800/mm^3，リンパ球数 1102/mm^3，ヘモグロビン 9.5g/dl，アルブミン 3.3g/dl，トランスサイレチン 15mg/dl，総コレステロール 173mg/dl，CRP0.03mg/dl．

　退院後も1日 1800kcal，蛋白質 70g の栄養管理を継続しながら，嚥下筋や下肢体幹の筋力増強訓練と歩行訓練（屋内，屋外）を自主トレーニングで実施した．退院3か月後には体重 40kg となり，常食の経口摂取，屋外歩行（近所への買い物は夫と一緒），調理が可能となり，BADL と IADL はほぼ自立した．

Q: サルコペニアによる摂食・嚥下障害の機序を教えてください．

摂食・嚥下には表情筋，咀嚼筋，舌筋，舌骨上筋，舌骨下筋，口蓋筋，咽頭筋といった多くの筋肉が関与している．そのため，これらの筋肉のサルコペニアで摂食・嚥下障害を生じることがある．誤嚥性肺炎の場合，下図のようにサルコペニアの3つの原因を合併することが多い[1]．入院後の禁食と安静臥床で，嚥下筋の廃用性筋萎縮が悪化する．禁食で例えば1日300kcal前後の水電解質輸液しか行わないと，飢餓で嚥下筋も含め全身の筋肉量が減少する．誤嚥性肺炎による侵襲で，嚥下筋も含め全身の筋肉量が減少する．これらによってサルコペニアが急速に悪化するため，誤嚥性肺炎の発症前までは常食の経口摂取と歩行が可能でも，誤嚥性肺炎の治癒後には重度の嚥下障害と寝たきりになることがある．

　上腕周囲長と嚥下スクリーニングテストの結果に有意な相関を認めた報告がある[2]．嚥下筋も含めた筋肉量減少が上腕周囲長の細さと嚥下機能低下の関連の原因であり，サルコペニアの摂食・嚥下障害が示唆される[2]．

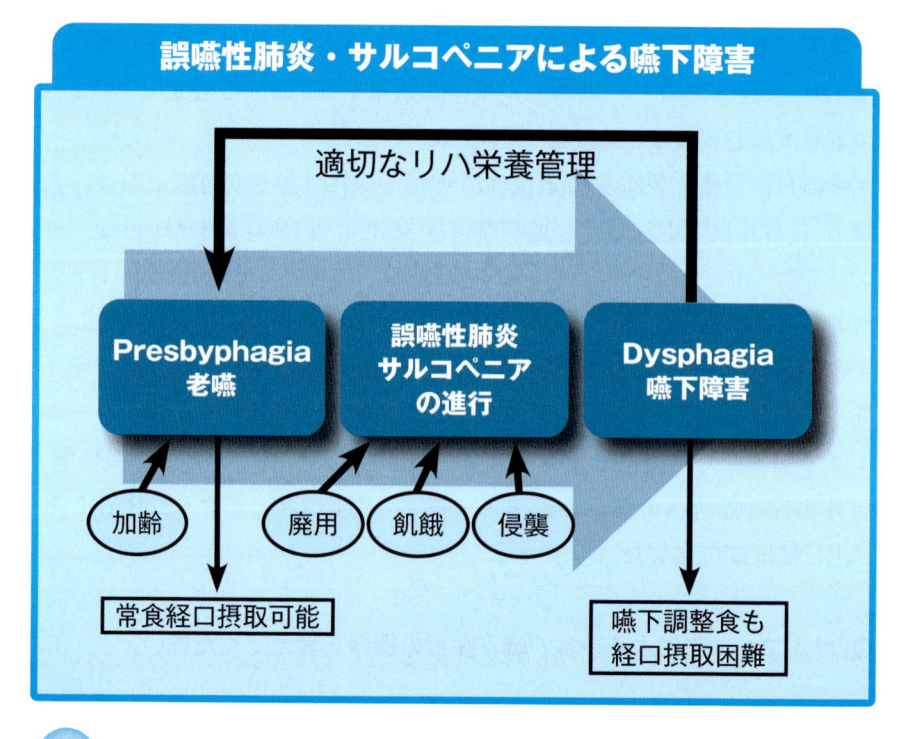

誤嚥性肺炎・サルコペニアによる嚥下障害

適切なリハ栄養管理

Presbyphagia 老嚥 ← 加齢 → 常食経口摂取可能

誤嚥性肺炎 サルコペニアの進行 ← 廃用・飢餓・侵襲

Dysphagia 嚥下障害 → 嚥下調整食も経口摂取困難

Ⅱ-7. 誤嚥性肺炎

Q: サルコペニアの摂食・嚥下障害に対して，リハビリテーション栄養の考え方からどう対処するのですか？

　サルコペニアの原因別に対応することが有用である．加齢に対しては，嚥下筋の筋力増強訓練を行う．活動に対しては，早期経口摂取と早期離床を行い，嚥下筋の廃用性筋萎縮を予防する．誤嚥性肺炎の場合，とりあえず禁食としがちであるが，入院当日に嚥下機能を評価して，経口摂取による誤嚥や窒息のリスクと禁食による嚥下機能悪化のリスクを考慮したうえで，早期経口摂取を検討する．また，とりあえず安静としがちであるが，嚥下筋の一部は抗重力筋であり臥床で廃用性筋萎縮を生じやすい．呼吸機能にも座位より臥位のほうが不利なことが多い．そのため，入院時より日中はなるべく端座位（もしくはベッド上座位）として，嚥下筋の廃用性筋萎縮を予防する．

Q: 栄養管理の実際を教えてください．

　栄養に対しては，異化期と同化期でそれぞれ適切な栄養管理を行う．
　末梢静脈栄養の場合，入院直後から禁忌がない限りアミノ酸製剤と脂肪乳剤を使用する．疾患に対しては，誤嚥性肺炎の早期治癒が最も重要である．訓練内容は異化期か同化期かによって異なる．異化期の場合には筋肉量・筋力増強を期待しにくいため，廃用予防，機能維持を目標としたリハを行う．同化期の場合には適切な栄養管理のもとで機能改善を目標としたリハを行う．栄養改善を目標とした栄養管理を行えば，筋肉量増加，筋力改善とともに，摂食・嚥下機能の改善を期待できる．
　サルコペニアの摂食・嚥下障害では，初回の嚥下機能評価時に経口摂取困難と判定されても，栄養状態とサルコペニアを改善すれば，常食まで経口摂取できるようになる．ただし，栄養状態やサルコペニアの改善には2～3ヶ月間以上，要することがある．本ケースでは，嚥下調整食で自宅退院した．本来，嚥下調整食は常食より美味しいことが望ましいが，実際には常食よりまずいことが多い．経口摂取が可能となってもゼリー

やペースト食しか経口摂取できないようであれば，食べる楽しみは不十分である．食べる楽しみとQOL向上のために，嚥下調整食ではなく常食を最終ゴールとすることが大切である．

●文献

1) Wakabayashi H. Presbyphagia and sarcopenic dysphagia: association between aging, sarcopenia, and deglutition disorders. J Frailty Aging, Epub ahead of print
2) Kuroda, Y.; Kuroda, R. Relationship between thinness and swallowing function in Japanese older adults: implications for sarcopenic dysphagia. J Am Geriatr Soc. 2012, vol. 60, p. 1785-1786.

Further reading
① 若林秀隆，藤本篤士．サルコペニアの摂食・嚥下障害 - リハビリテーション栄養の可能性と実践．医歯薬出版，2012．

Index

英文

AADL	43
ADLとQOL・生き甲斐	38
Barthel index	39
Case-based Learning	11
CGA（Dr.SUPERMAN）	27
CGAのテスト	26
Dr.SUPERMAN使用上の注意	28
EAT-10	62
FIM	40
FRAIL scale	31
health-related QOL	46
IADL	42
ICF	22
MNA®-SF	59
non health-related QOL	46
QOL・生き甲斐	46
SMARTなゴール	51

あ
悪液質	125
──の診断基準	60

う
運動器不安定症の診断基準	35
運動によるエネルギー消費量	65

か
家庭医に必要なリハビリテーションの知識	18
簡易栄養状態評価表	58
がん	120

き
機能的自立度評価表	40
虚弱のスクリーニング	30

け
健康関連QOL	46
健康に関連しないQOL	46

こ
高度日常生活活動	43
高齢者総合的機能評価	3
国際生活機能分類	3
誤嚥性肺炎	130

さ
サルコペニア	67

し
手段的日常生活活動	42
身体活動のメッツ	66

せ
生活の質	46
摂食・嚥下障害のスクリーニングテスト	64

た
大腿骨近位部骨折	91

ち
地域リハの定義	15

て
低栄養の病態	58

に
認知症	102

の
脳卒中	72

は
廃用症候群	111

り
リハ栄養評価	57
リハとゴール設定	50
リハの4つの分野	16

ろ
ロコモ25	33
ロコモティブシンドローム	32
老研式活動能力指標	41
老年症候群	81

「臨床高齢者医学」シリーズ ①
高齢者リハビリテーション栄養

2013年12月20日　第1版第1刷 ©

著　　者　若林　秀隆
発 行 人　尾島　茂
発 行 所　株式会社 カイ書林
　　　　　〒113-0021　東京都文京区本駒込4丁目26-6
　　　　　電話　03-5685-5802　FAX　03-5685-5805
　　　　　Eメール　generalist@kai-shorin.com
　　　　　HPアドレス　http://kai-shorin.com
　　　　　ISBN　978-4-904865-12-5　C3047
　　　　　定価は裏表紙に表示

印刷製本　モリモト印刷株式会社

JCOPY ＜(社)出版者著作権管理機構 委託出版物＞

© Hidetaka Wakabayashi

　本書の無断複写は著作権法上での例外を除き禁じられています．複写される場合は，そのつど事前に，(社)出版者著作権管理機構(電話 03-3513-6969, FAX 03-3513-6979, e-mail: info@jcopy.or.jp)の許諾を得てください．